DIGEST & ABSORB

腸とこころをととのえる

美しい肌が
生まれる
ところ

「どうやったら肌がきれいになるのですか？」

そう、聞かれることがあります。
そんなとき、私はよくこんなたとえ話をしています。

「あなたの肌を金魚、
あなたの腸を水槽の水と
考えてみてください」

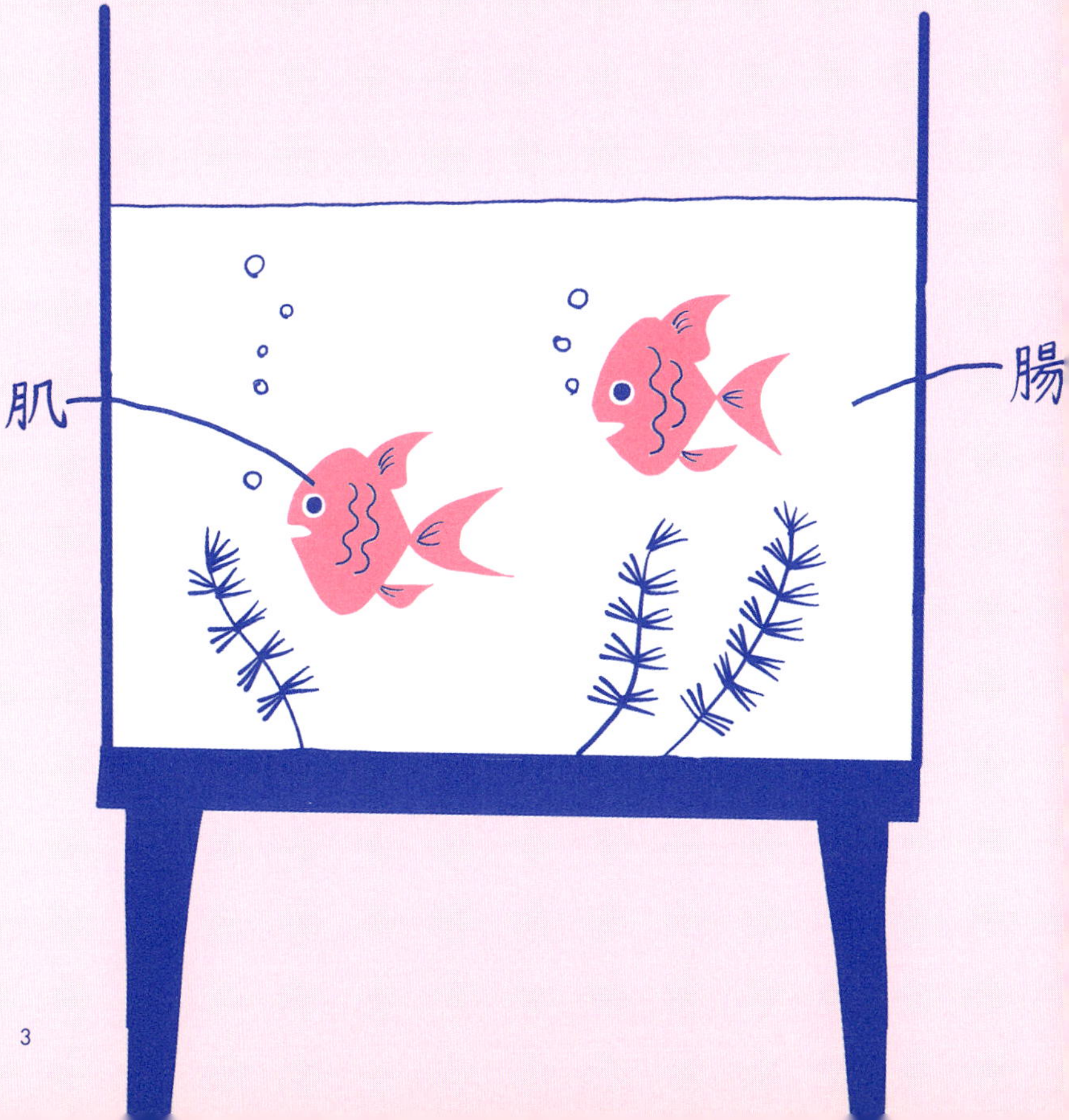
肌
腸

水槽の水が汚れてくると、
金魚は元気ではいられなくなります。

それと同様に、水にたとえた腸が汚れると、
つまり、腸内の環境が悪くなると、
肌にも吹き出物や肌荒れなどのトラブルが多くなります。

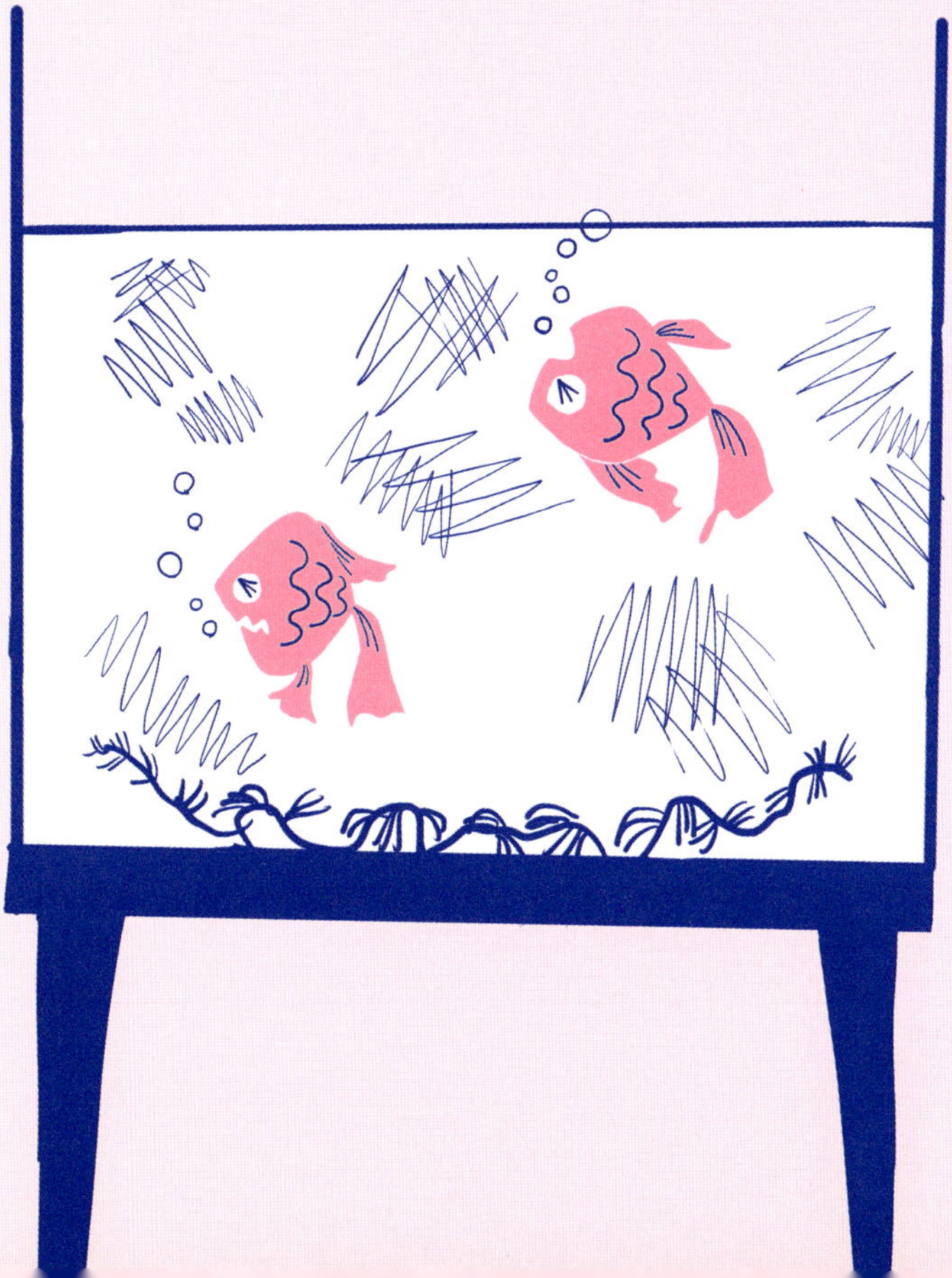

水がにごったまま、
どんなに栄養満点なエサを与えても、
弱った金魚は、それを食べることができません。

同じように、どんなに高価な美容液やクリームを
弱った肌に与えても、
美肌効果は得られません。

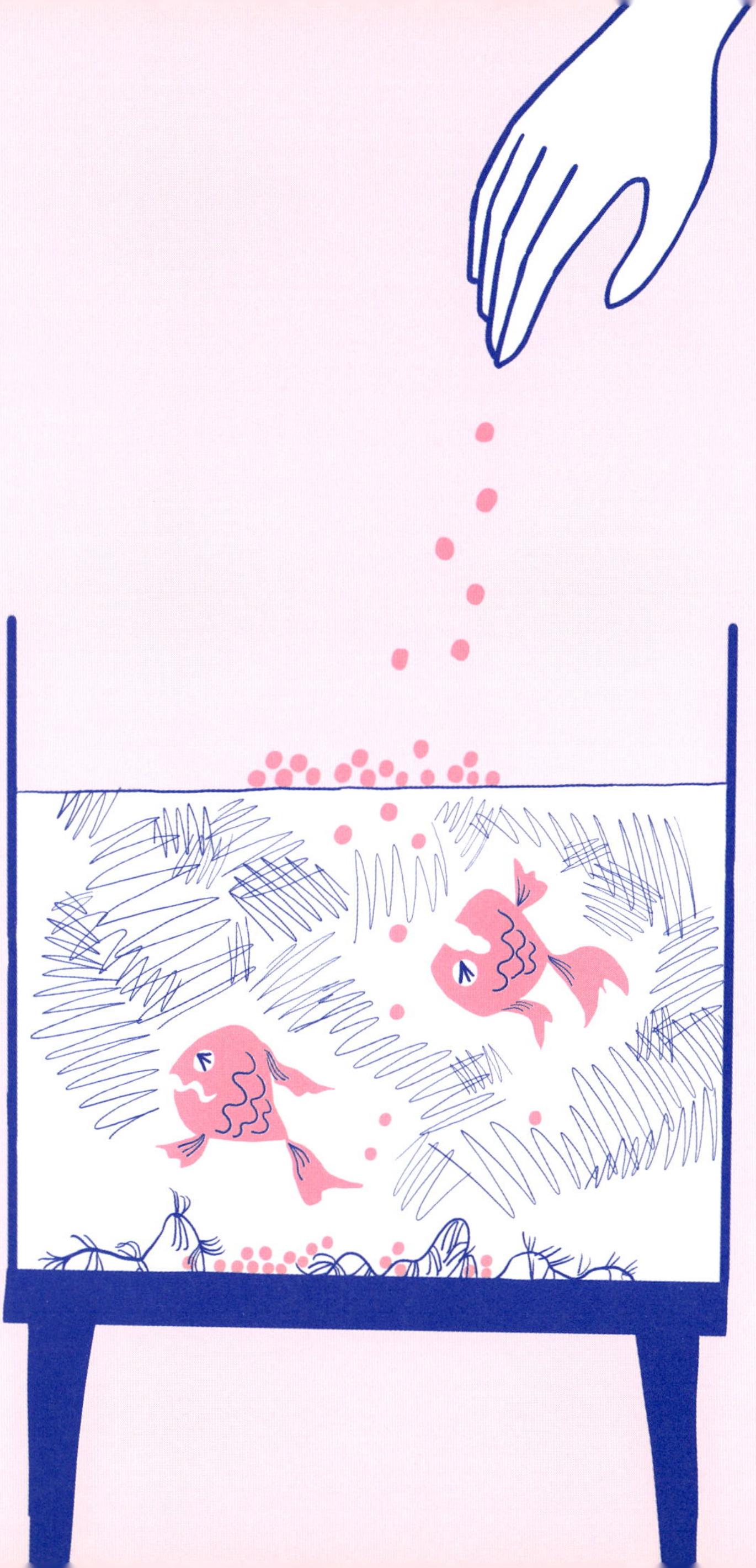

金魚を元気にしたかったら、
まずは水槽の水をきれいにすることが何より大事。

このたとえ話のように、
肌をきれいにするためにまずすべきことは、
水にたとえた「腸をきれいにする」ことなのです。

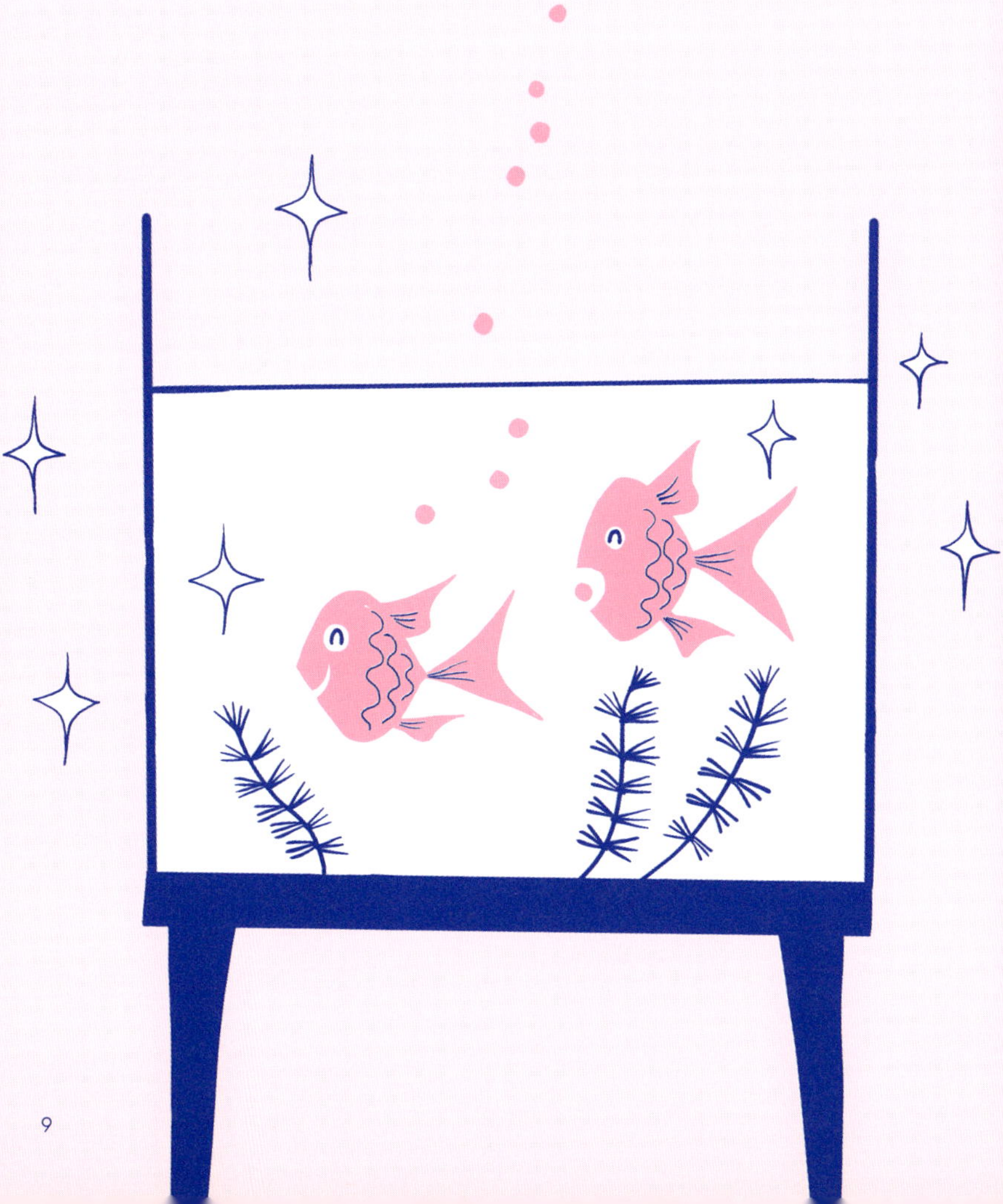

前ページの話のように、
どうして
腸がそれほどまでに
大切なのでしょうか。

肌に必要な栄養を運んだり、
老廃物や溜まった毒素を
運び出したりする役割は
血液が担っています。

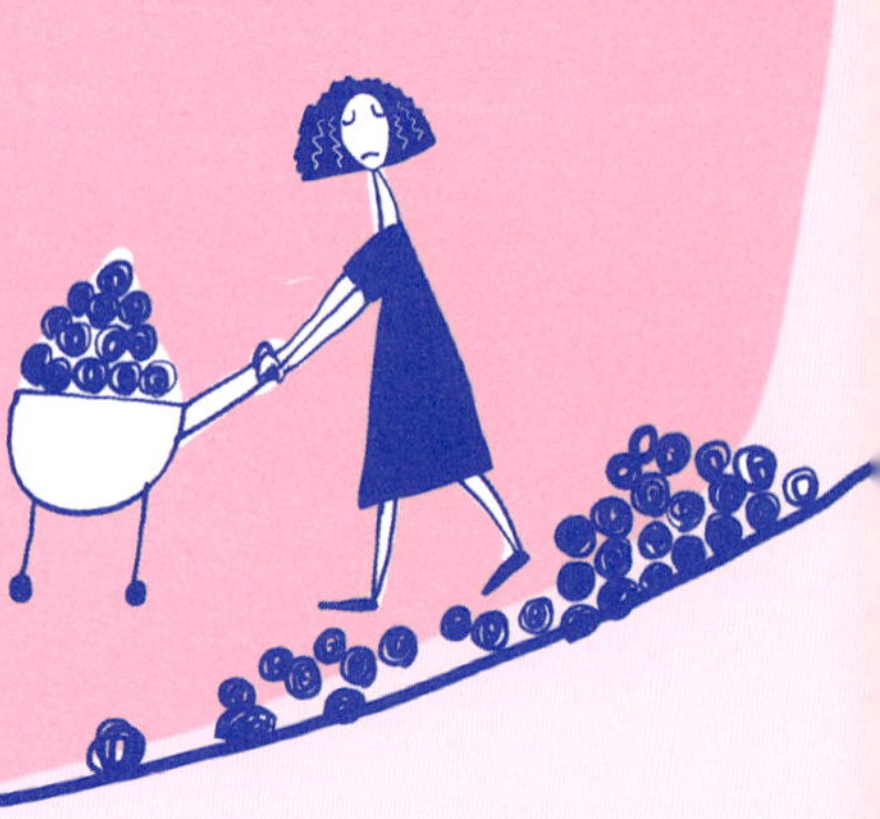

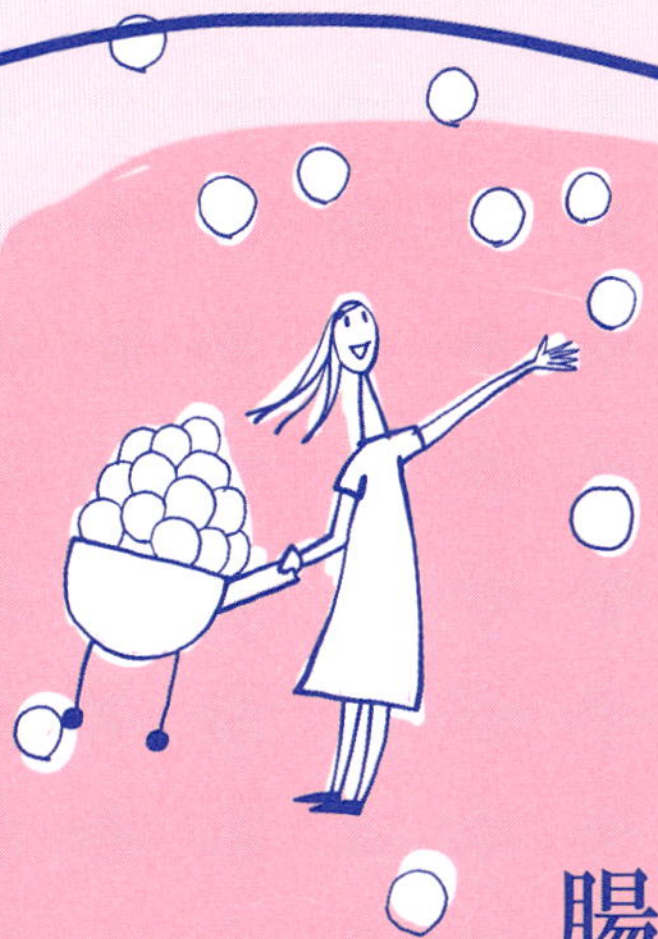

その血液が
ちゃんと働いてくれているか、
またはうまく働いていないのかを
決めるのは、
腸だからです。

腸と血液と肌は
とても密接な関係にあります。
腸がきれいであれば、
血液もちゃんと働いて、
その結果、肌は美しくなっていきます。

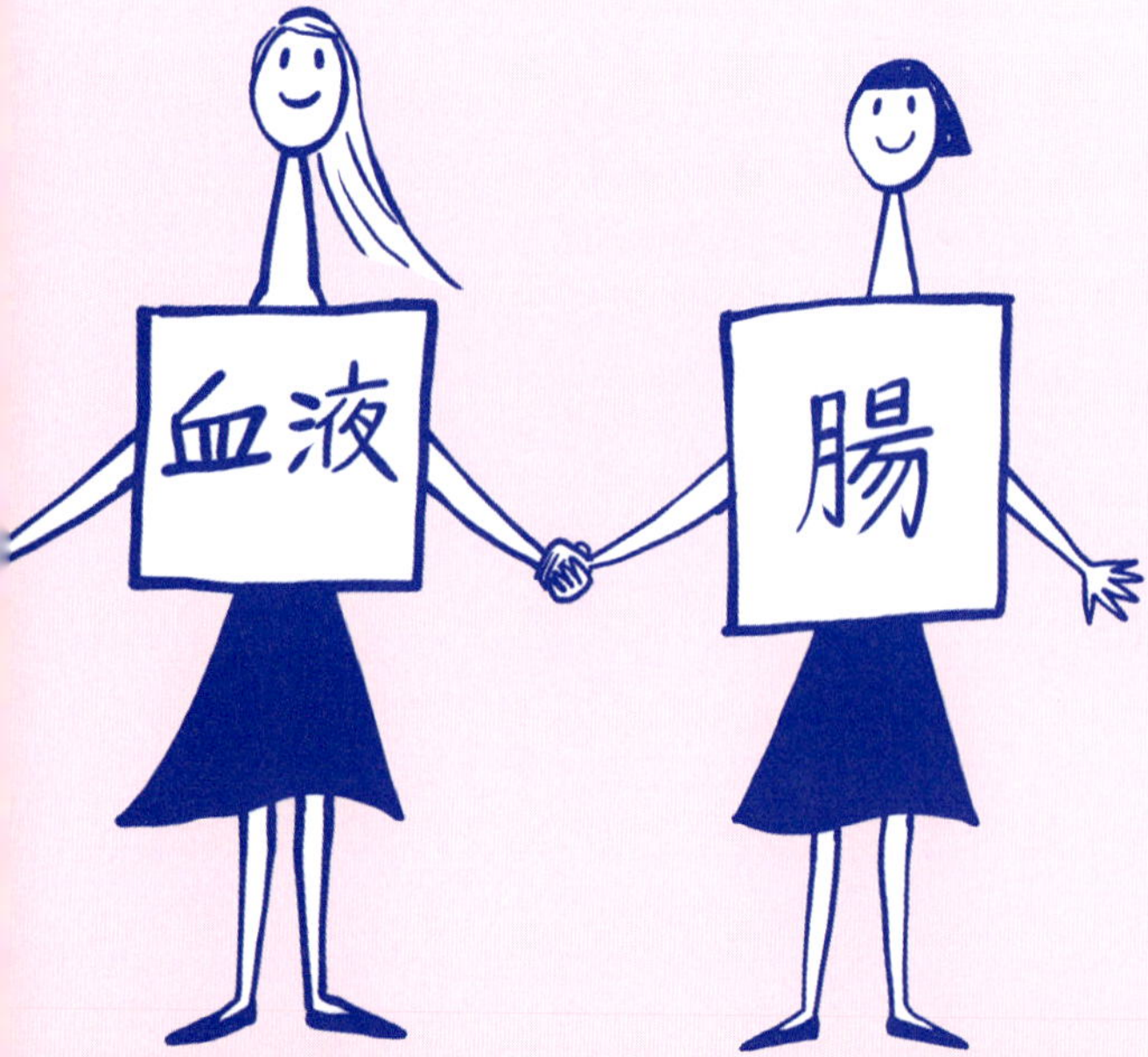

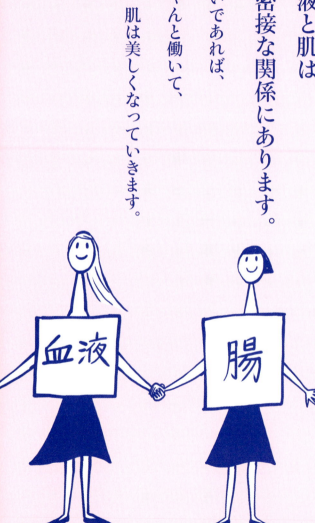

ところが肌にトラブルがあると、
気持ちが落ち込んだり、
イライラしたり、
そのストレスフルな状態ゆえに、
腸へも悪影響を及ぼしてしまいます。

つまり、腸と肌とこころは
深くつながっているのです。

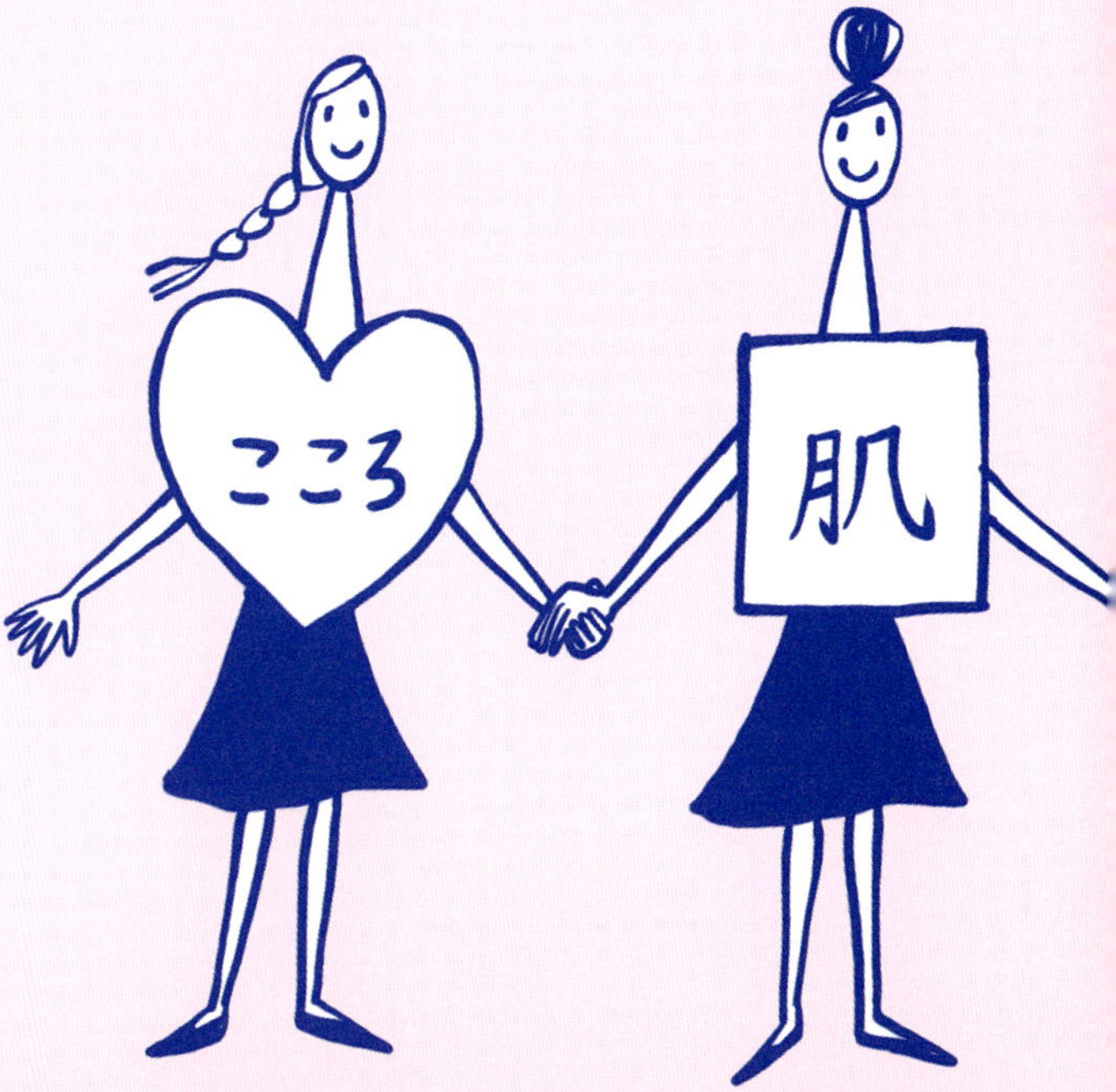

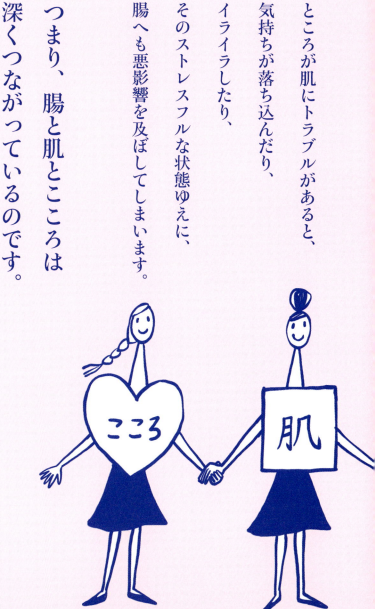

すなわち、
この本の目的は……

肌をきれいにしたいなら、

まずからだの中から！

美しい肌を生み出すためには、

腸内環境をととのえることが大切。

そしてその腸は

こころとも密接につながっています。

TITLE:

“腸質をととのえれば、

肌とこころが健やかに保たれる”。

この本では、そのための知識と

実践法をお伝えします。

私の考えるホリスティック医療とは

今でこそ、少しずつ耳慣れてきた
ホリスティックという言葉ですが、
もともとは、ギリシャ語の「全体性（ｈｏｌｏｓ）」が語源。

現在は、「包括的な」「全体」「つながり」「バランス」
という意味で広く使われていますが、
東洋の思想に根付いた考え方にも
近いように思います。

ホリスティックな視点とは、人のからだを
ＢＯＤＹ（からだ）、ＭＩＮＤ（こころ）、ＳＰＩＲＩＴ（魂）でとらえ、
この３つの調和がとれているとき、もっとも健康であると同時に、
外面だけでなく、内面から
自然な美しさが引き出されていくという考え方。
今では、西洋医学の現場でも浸透しつつあります。

皮膚科医として、多くの患者さんを
診て気付いたのが、肌の疾患は、
こころの有り様と密接につながっている、ということ。

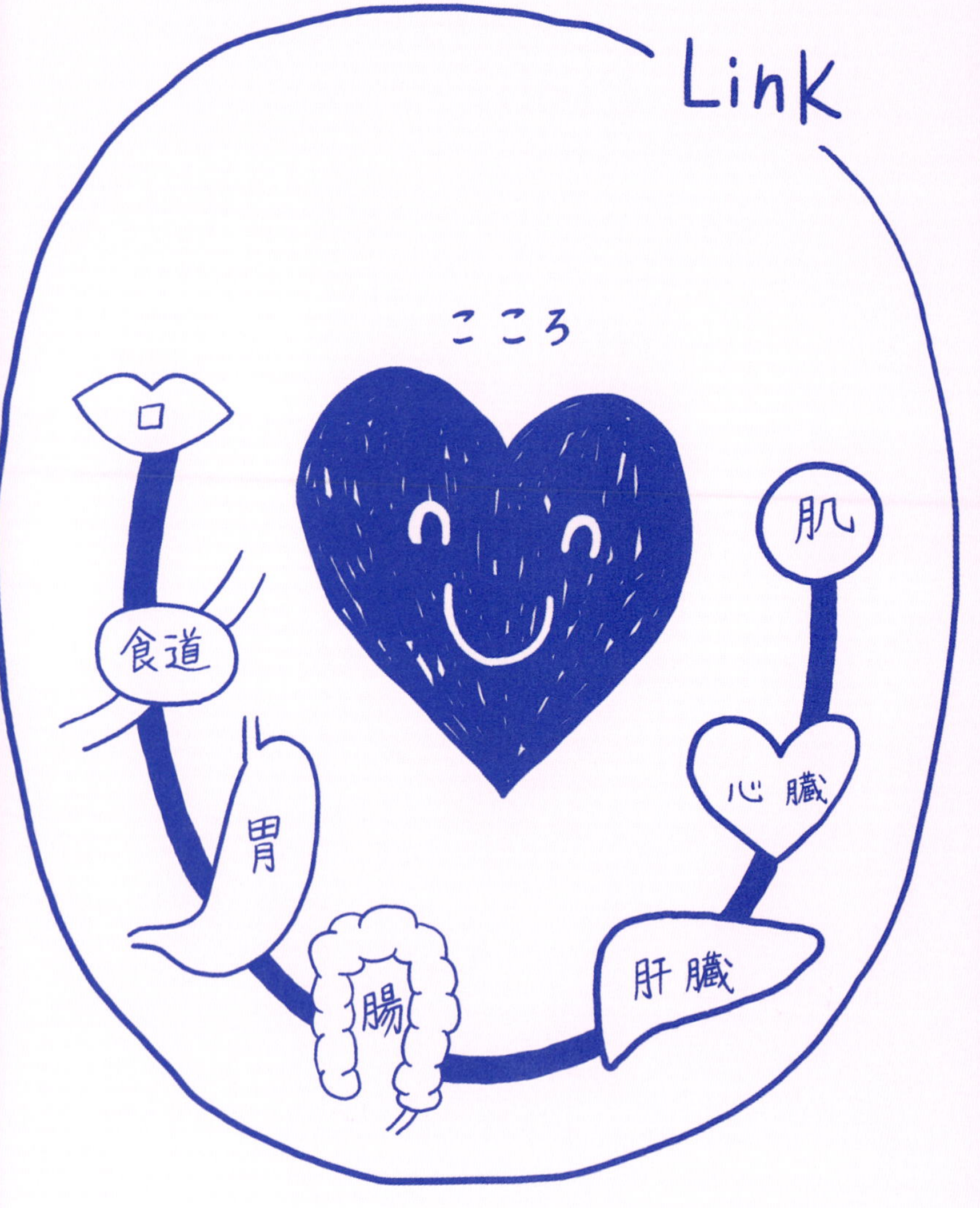
Link
こころ
口
食道
胃
腸
肝臓
心臓
肌

薬で治癒できる方もいますが、
薬だけでは根本的な治癒へ導けないさまざまなジレンマを経験し、
こころと思考まで踏み込んだ適切な治療を、
統合的に行うことが大切だと気付いたのです。

自然治癒力の大切さを理解し、
その過程で必要だった栄養学を学び直し、
心身ともに健やかで美しく生きていくための
ホリスティック医療を追求していく中で、
見えてきたのが、柔軟性と寛容性の大切さです。
ホリスティックとは、人間の本質を見つめ直す、
新しいスタイルなのかもしれません。

CONTENTS

CHAPTER 2. 腸の不調から起こるさまざまな症状

CONTENTS

CHAPTER 3.

美しい肌のための腸活の心得

CHAPTER 4.

これだけは覚えておきたい栄養素

CONTENTS

CHAPTER

5. じつはすごく影響している見えない力

THE PLACE
BEAUTIFUL SKIN
IS MADE

CHAPTER

1.

知っておきたい腸と肌の深い関係

何を食べるかばかり、気にしていませんか？

「You are what you eat」あなたは食べたものでできている――。ここ数年で、とても有名になったフレーズです。でもあえて、今お伝えしたいのは「Do you worry what you eat?」何を食べるかばかり、気にしていませんか？　ということです。

ここ数年で、私たちの食の環境は、大きく変わってきました。スーパーで無農薬の野菜が入手できるようになり、産地や原材料表示を確認してお買い物される方も増えてい

DO YOU WORRY WHAT YOU EAT?

ます。肌の悩みでクリニックに来られる方の中には「玄米食を実践しています」「朝はフルーツとヨーグルトだけです」など、何を食べるかにこだわっている人がとても多いよう。

ところが、実際にさまざまな検査をしてみると、じつは基準値よりはるかに栄養不足の方が多いことに驚かされます。同時に、何を食べるかにこだわっている人ほど、そうでないものを口にしたときに、罪悪感や小さなストレスを感じているようです。食べることに意識を向けて、栄養価の高いものを食べてはいるけれど、食べたあとのことにはまったく意識がいっていないように見えるのです。

あなたが食べたものはちゃんと消化・吸収されて、きちんとあなたの栄養になっていますか？

ちゃんと消化・吸収できていますか？

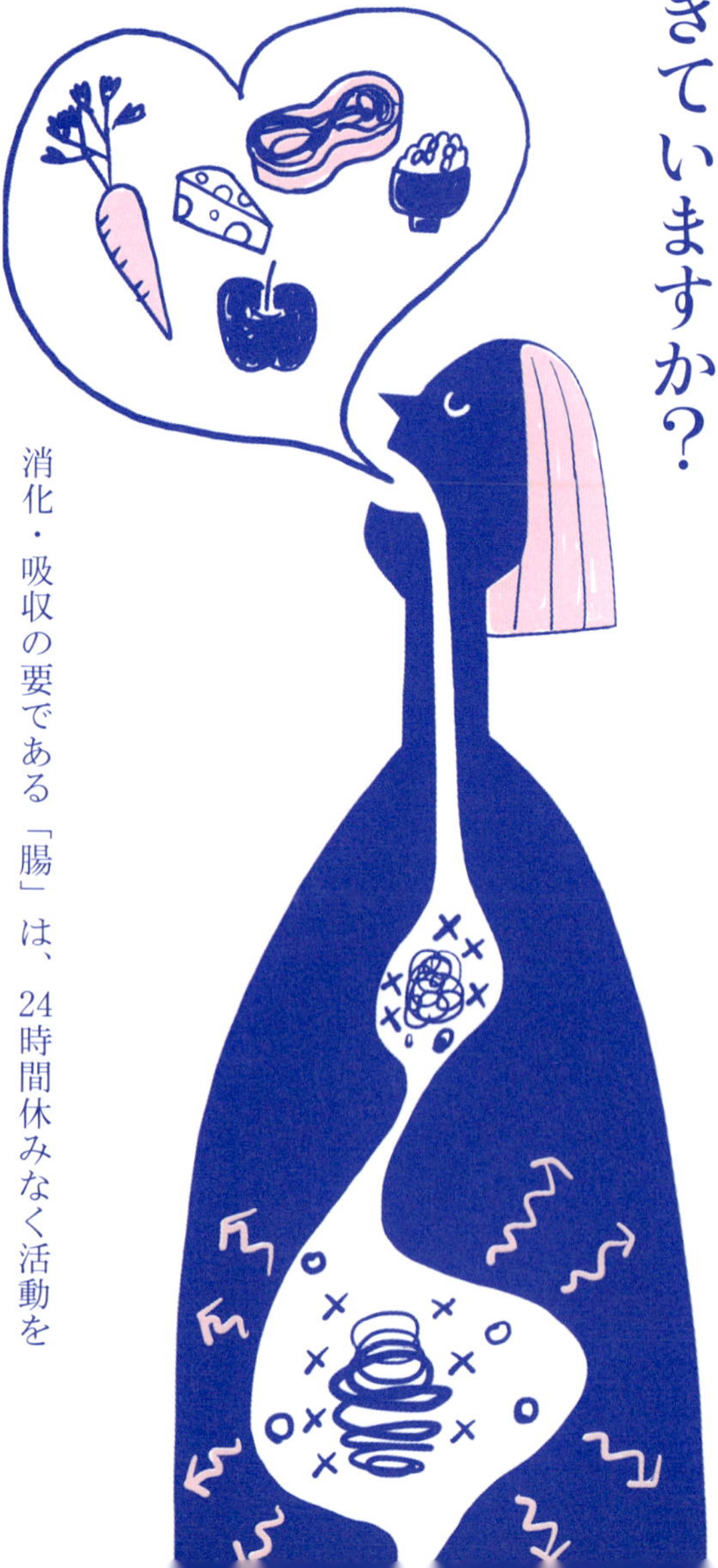

消化・吸収の要である「腸」は、24時間休みなく活動をつづけている器官です。必要な栄養素を吸収しながら、菌や有害なものをブロックし、未消化のものを排泄したり。私たちがある程度、有害な

YOU ARE WHAT YOU DIGEST & ABSORB

ものや悪いものを少々食べたとしても大きな影響を受けないのは、腸のおかげでもあります。

面白いデータがあるのですが、いつも家族や恋人、友人たちと楽しく食事を摂られている人は、たとえジャンキーなものを食べていたとしても、きちんと消化・吸収ができているのに対し、良質なものを食べても緊張状態にさらされていたり、食事に集中できずに食べているだけ、という人は、うまく消化・吸収ができていないことがわかりました。

ストレスの影響によって、本来腸から漏れ出してほしくない有害なものや未消化の栄養素などが、腸壁から漏れ出てしまう、といった症状も増加の傾向にあります。「何を食べるか」も大事ですが、スムーズな消化・吸収のためには、「どう食べるか」に向き合うことこそが大事。

まず、意識すべきことは、「You are what you digest & absorb」。私たちは消化・吸収されたものでできているからです。

野菜は上手に消化しにくいことを知っておく

よく「便秘になりやすいので、サラダをたくさん食べています」という人がいますが、便秘など腸内細菌バランスが崩れた状態でサラダを食べると、かえって便秘を悪化させていること、ご存じですか？ 「ランチはサラダだけなのに、お腹が張って困ります」という患者さんもいらっしゃいます。

じつは、私たち人間のからだには生野菜を消化するときに必要なセルラーゼという酵素が備わっていません。腸内細菌が酵素を産生してくれて消化しているのですが、便秘などで悪玉菌が増え、酵素が不足するとうまく消化・吸収できず、腸内で腐敗してしまいます。私たちが日常的に生野菜を食べるようにな

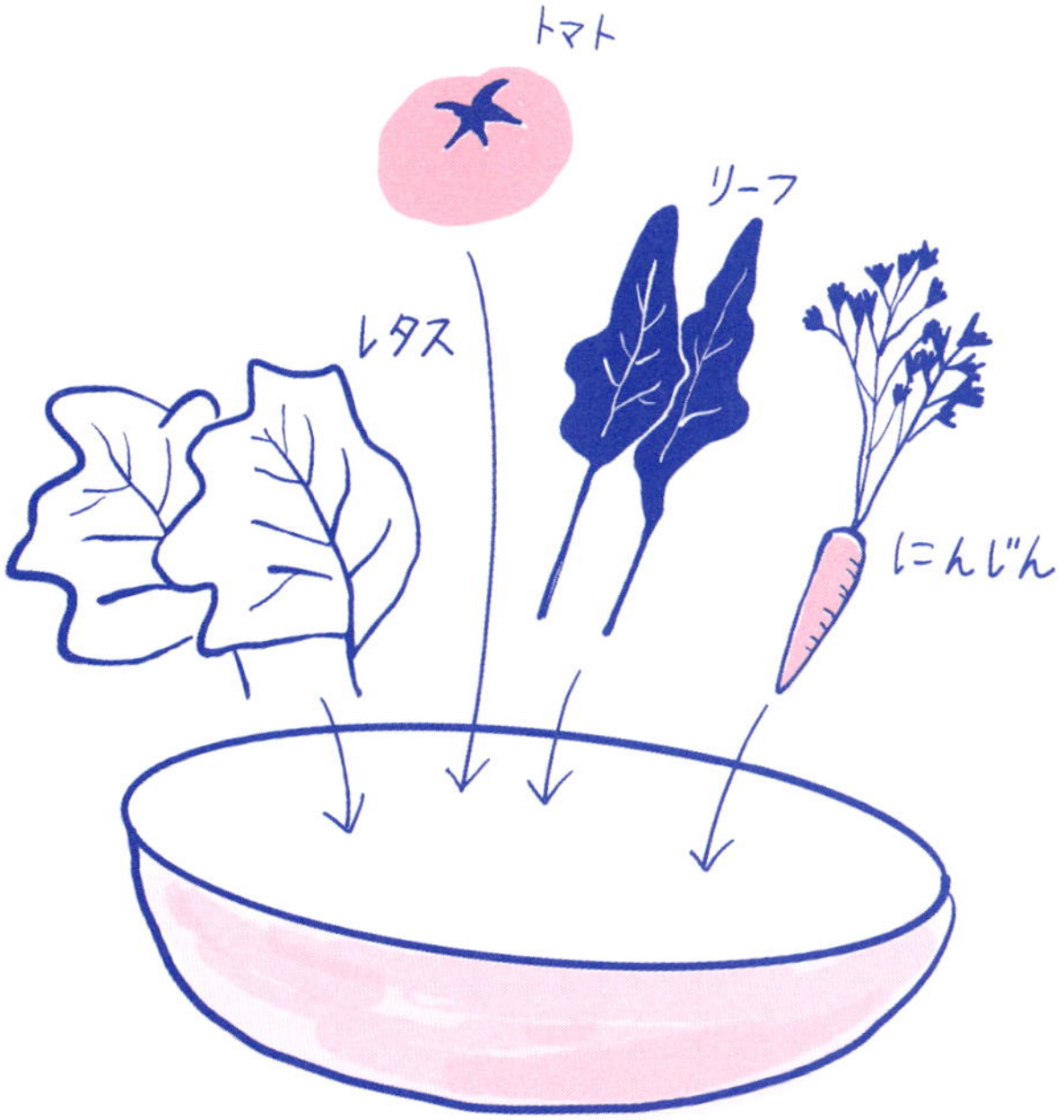

私たちが好んで食べている生野菜のサラダ、じつはうまく消化できていなかった!?

ったのは、じつはごく最近になってからのこと。それ以前は、火を入れた野菜を多く食べてきました。腸に負担をかけない先人たちの知恵だったのでしょう。

欧米人が海藻を分解する酵素を持たないように、私たちに備わる酵素や細菌バランスは人種的、個人的にも異なるものですし、とくに細菌バランスは3世代前から受け継いでいるともいわれているのです。

大事なのは、きちんと消化・吸収できていること

食べたものは、疑うことなく消化・吸収できていると誰もが信じているものです。食材も「いいものにこだわっているから大丈夫」という人もいるでしょう。でも、本当にそうでしょうか？　欧米化された食のスタイルや、日常的に私たちが食べている食事は、昔と比べてタンパク質の立体構造が複雑なものが増えています。とくに加工食品や電子レンジによって調理されたものは、タンパク質の立体構造が複雑なうえに、変化しているものさえあります。こういった加工食品やサラダだけの食事が多くなると、消化そのものに大きな負担がかかってきます。消化する力が低下すれば、必要な栄養素は吸収されず、便秘に

なったり、肌荒れやアレルギーを発症したり。現代人にアレルギー症状や自己免疫疾患を抱える方が増えているのも、腸内細菌バランスと深い関係があるのです。

じつは、消化・吸収がスムーズに行われているかどうか、ひとつの目安になるのが食欲です。ちゃんと食べているのに満腹感が得られないときは、うまく消化できていない、あるいは、栄養素として吸収されていないことが要因のよう。脳が足りていないと感じるんですね。インドの伝承医学であるアーユルヴェーダの世界でも、体質によって消化・吸収の得手不得手があるといわれています。たとえばタンパク質の分解、消化が苦手な人も案外いるものです。油やお酒などに関してはなんとなく自覚されている人もいるのではないでしょうか。根本的な体質は、遺伝だけで決まるのではなく、子どものころの食生活の影響が大きいこともわかっています。

SUMMARY

**肌トラブルや
さまざまな不調の改善は、
腸への意識改革から！**

DR.MAIKO

じつは、「人の食の嗜好は、個々の腸内細菌に左右されている」という説があります。

悪玉菌は砂糖が大好きです。無性に甘いものを食べたくなったとき、あなたの腸内は悪玉菌(P84〜参照)に支配されているのかもしれません。

最近、食欲が落ちた、急にアレルギー症状が出た、ポツッと吹き出物ができたなどの変化を感じたら、消化・吸収、腸内細菌のバランスが乱れているのかもしれません。

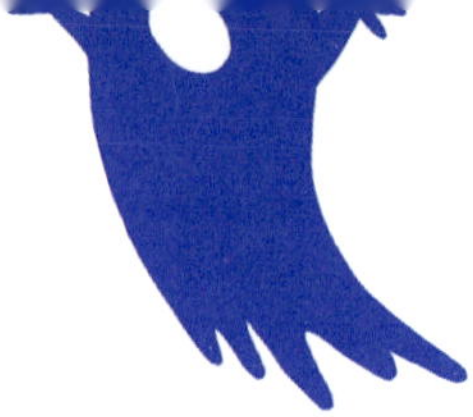

こんなにすごい腸！①

腸壁は〝神の手〟だった！

消化・吸収を司る器官の大腸は、４つの層から構成されています。もっとも内側の粘膜は、表面積が拡大できるよう、ひだになった絨毛《じゅうもう》構造でできていて、厚さが０・２〜０・４㎜。大腸に届いた食物と直接接し、常に、消化・吸収していいものかどうかを見極めています。

食物だけでなく、水分のゲートも別にあって、絶えず監視を続けていることや、有害なものをブロックするなどボディガードのような役割を持つことから、〝神の手〟と呼ばれています。神が動かしているぐらいすごい、というたとえなのでしょう。

腸壁細胞の新陳代謝は約２〜３日。その新陳代謝によって古い細胞が少しず

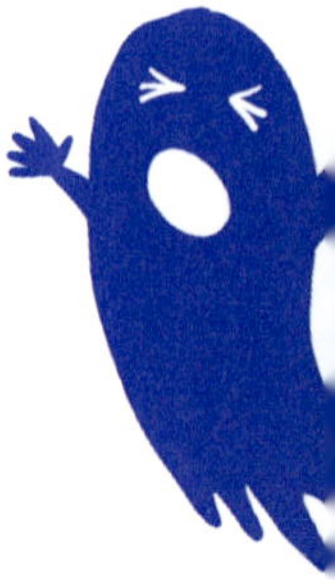

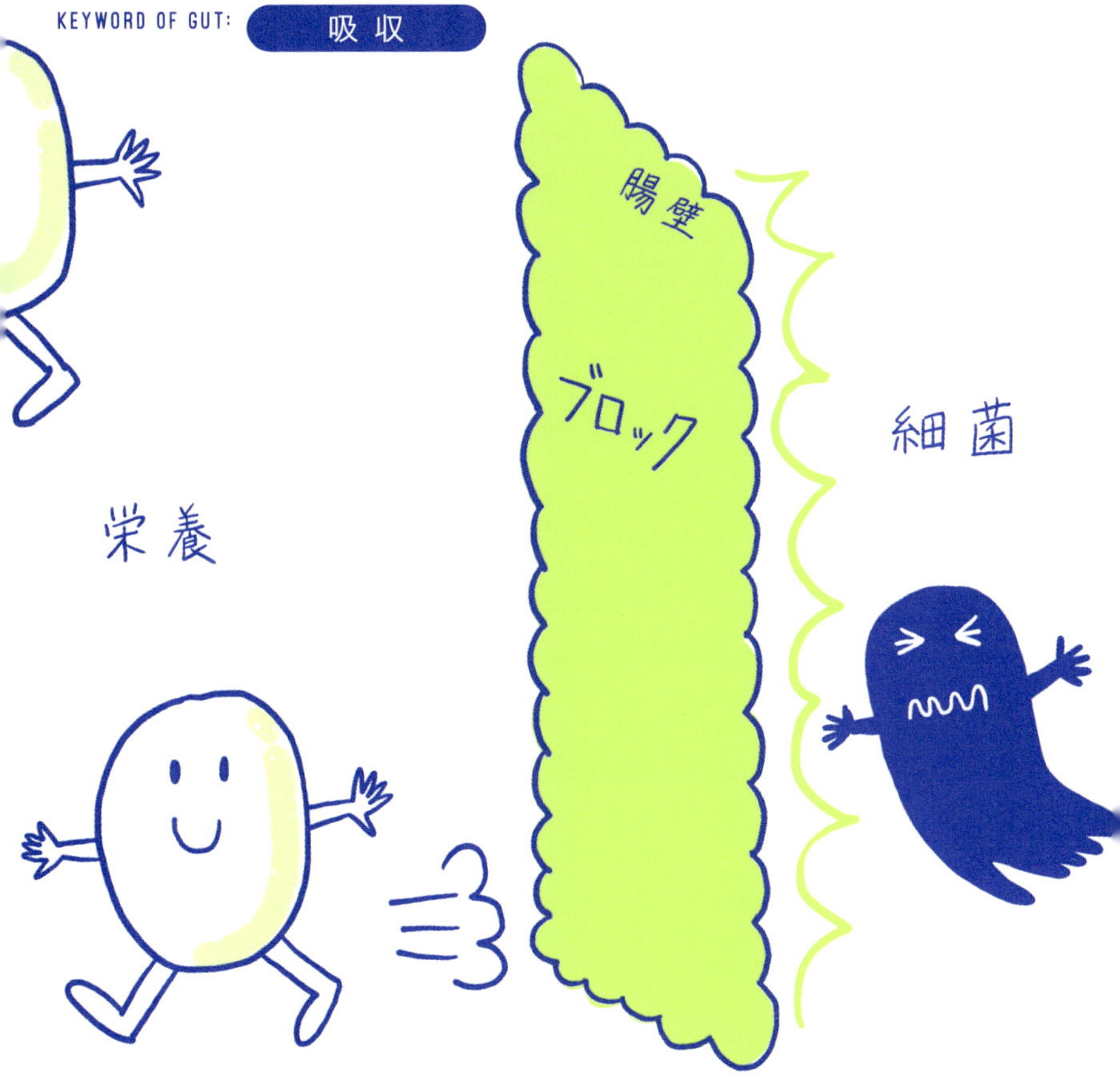

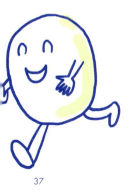

つはがれ、やがて新しく生まれ変わっていきます。肌のターンオーバーが28日であるのに比べ、腸壁が驚異的なスピードで再生されているのは、有害物質や刺激物にさらされ、細胞が傷つきやすい環境にあるからなのです。

こんなにすごい腸！②

小腸はからだの免疫を司る門番

じつは、意外と知られていないのが「小腸」の役割です。小腸は、胃から送られてきた食べ物を消化し、必要な栄養素を肝臓へ、そして残りを大腸へと送り届ける大切な働きを担っていますが、じつはもうひとつ、免疫力を司る司令塔という重要な役割を担っています。

小腸の壁には、からだ中の免疫細胞の約7割が集まる、絨毛《じゅうもう》と呼ばれる突起が集中。その一部には、何が異物で敵なのか判断できるよう訓練する特別なスペースもあるんです。ここで訓練を受けた免疫細胞たちは、血液に乗って全身に運ばれ、ウイルスや病原菌、アレルゲンなどの敵が外部から侵入した際に、勇敢に戦ってくれます。最近の研究では、インフルエンザや肺炎に対する免疫力の高さは、小腸の働きと密接に関係していることもわかっています。

また、腸内細菌のバランスをととのえるうえで欠かせない乳酸菌ですが、活躍する場はもっぱら小腸。乳酸菌は、小腸の免疫力が低下しないようこつこつ働いてくれる、そんな関係にあります。

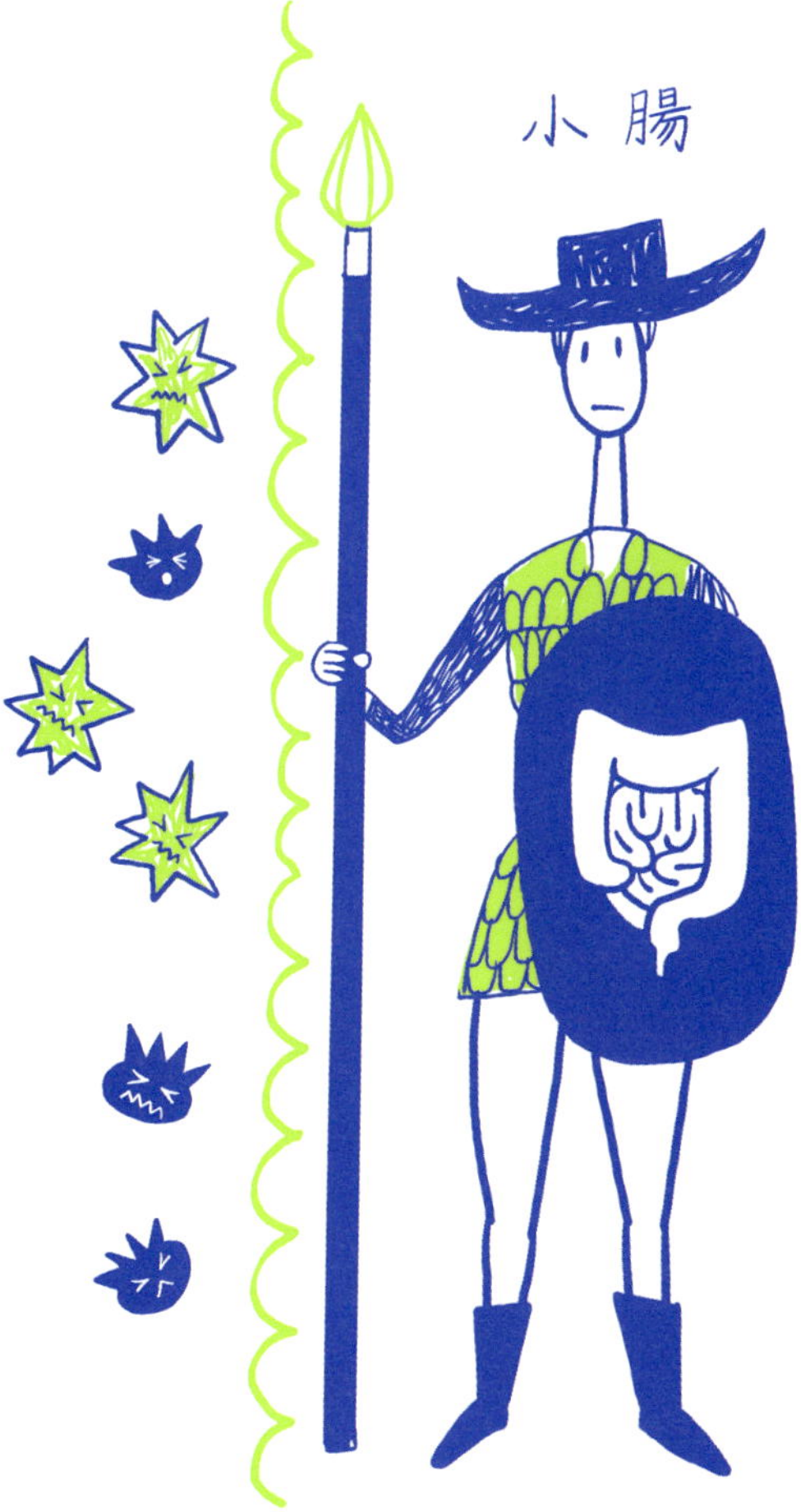

消化するだけでなく、
免疫の７割！も担っている小腸

こんなにすごい腸！③

腸は幸せホルモン、セロトニンの生みの親

「人の幸せは腸で決まる」というお話をご存じですか？

じつは、幸せか否かの幸福度数を司る自律神経と密接につながっているのが腸なのです。腸は、恋をすると分泌され、安らぎや幸福感をもたらすホルモン、セロトニンの約8割をつくり出しています。つまり、腸は幸せを感じる脳内物質の製造工場といえるでしょう。

このセロトニンは、分泌量が減ってしまうと気分が落ち込みやすく、うつにもなりやすいので、常に安定して分泌させたいもの。そのために必要なのが、食事から摂取するアミノ酸と腸内細菌です。食物繊維たっぷりの食べ物や乳酸菌類を摂るなど、幸せをもたらす腸内環境の整備をこころがけたいですね。

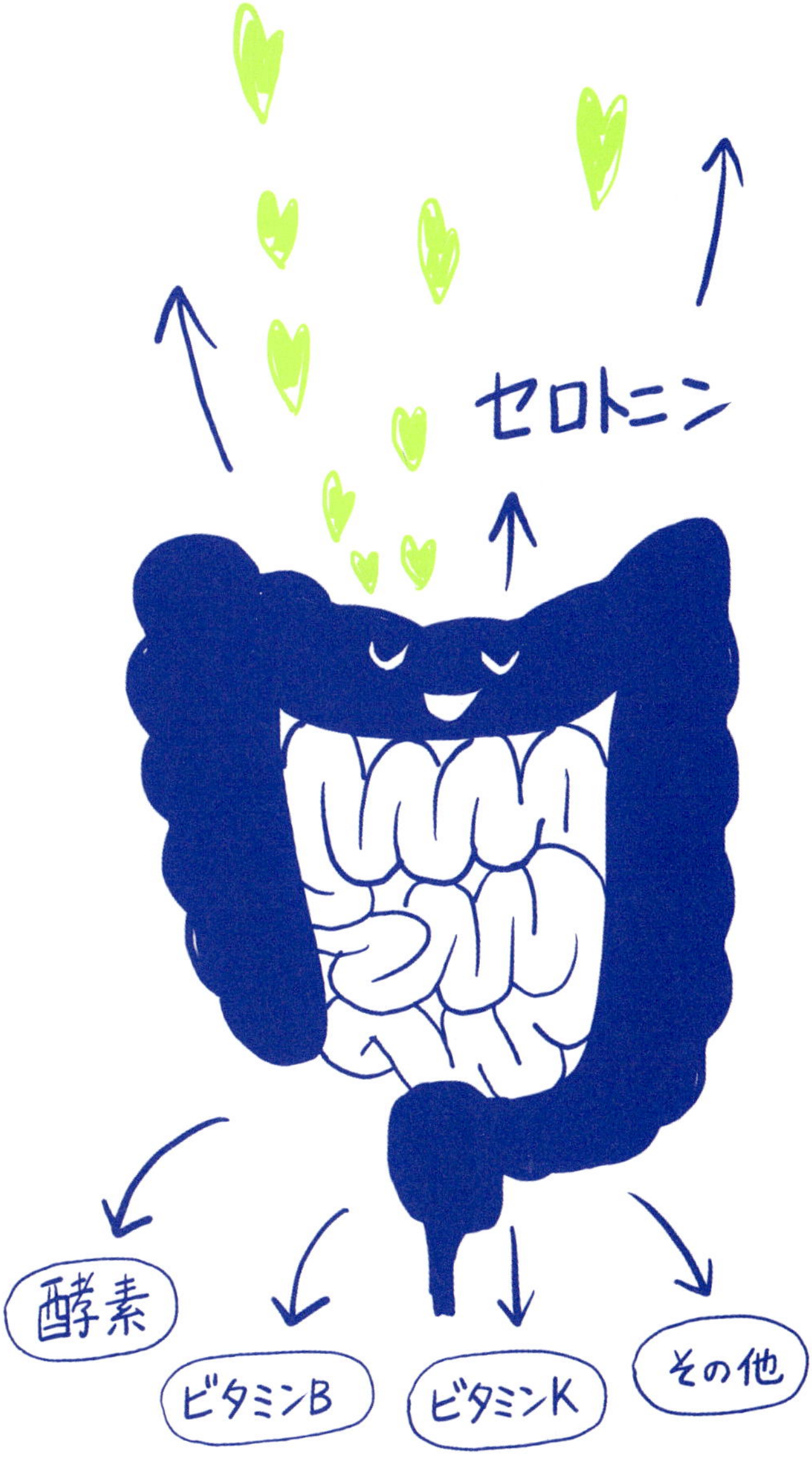

セロトニンだけでなく、酵素やビタミンなども腸でつくり出されている！

こんなにすごい腸！④

解毒のカギを握っている腸

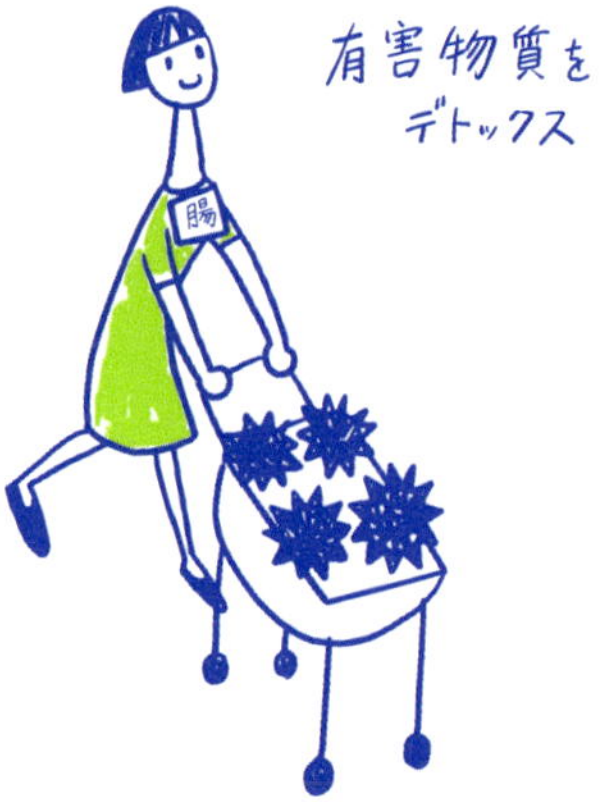

栄養を摂ることは、私たちが自らの意思で行うことができますが、排泄は自分の意思でできることではありません。からだが自然に行っていることだからこそ、デトックスはとても大切。それを担っているのが腸なのです。

腸は、口から摂取した食物や水分を消化・吸収し、不要なものを便として排出するプロセスの中で、まず、体内に取り込みたくない有害物質を検知して、解毒するために酵素の働きを促します。最大の解毒

KEYWORD OF GUT: 解毒

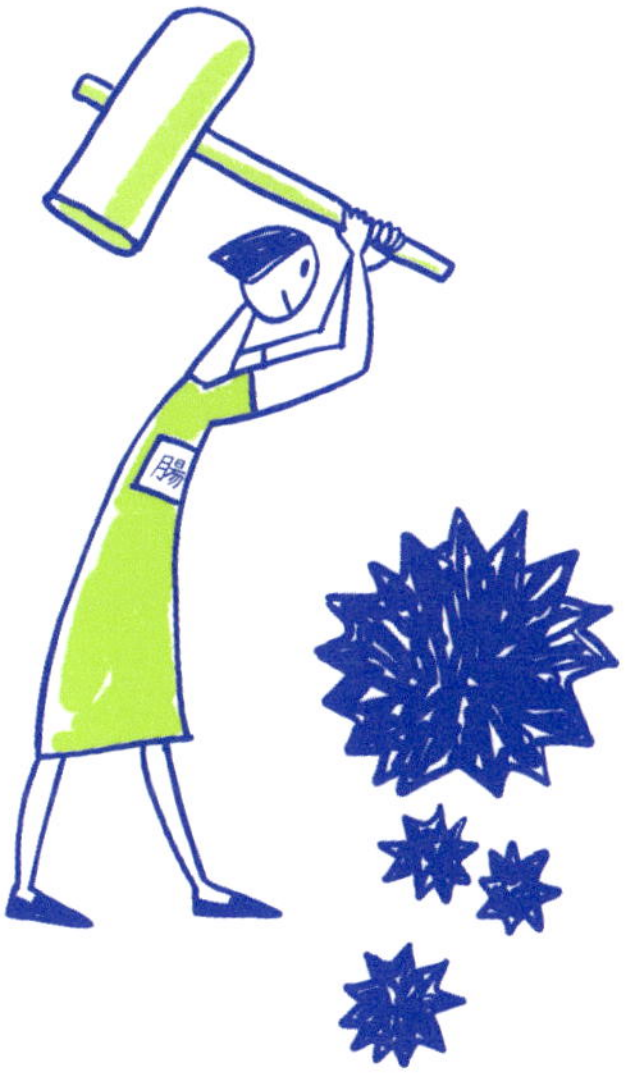

消化・吸収のプロセスの中で、有害物質を検知し、解毒へと導く

器官である肝臓へ送り届ける前に、デトックスのフィルターをかけてくれているのです。

たとえば、ウイルスやホルムアルデヒド、有害な重金属類の70%は腸で解毒されています。

もちろん、腸の解毒機能がいかんなく発揮されるのは、ととのった腸内環境があってこそ。悪玉菌でいっぱいだったら、毒性は高まるばかりです。繊維質を多く摂るなど、善玉菌を増やすことが大切です。

ちなみに有害金属をキャッチする力があるといわれている食物が、パクチーやネギ、ニラやにんにく、春菊など。気になる方は積極的に摂ってみてください。

こんなにすごい腸！⑤

肝臓とともに血をきれいにします

「肝臓」は血液中毒素や有害物質を無害なものに変換したり、除去したりする最大の解毒器官です。この肝臓の大事な働きをサポートし、肝臓へ届ける血液の質を決めているのが腸です。

腸に取り込まれた栄養素は、いったん肝臓に運ばれ、不要なものや毒素を解毒すると、栄養素は血液にのって心臓へ運ばれ、全身に届けられます。アルコールの分解も肝臓の働きのひとつ。便秘や消化不良などによって腸内環境が悪化すると、肝臓へと運ばれる血液も汚れたままになってしまうので、結果、肝臓にも負担がかかってしまいます。食物の中の栄養素や有害なものを、血液に取り込んでいいか悪いか判断するのも、また腸の役割なのです。

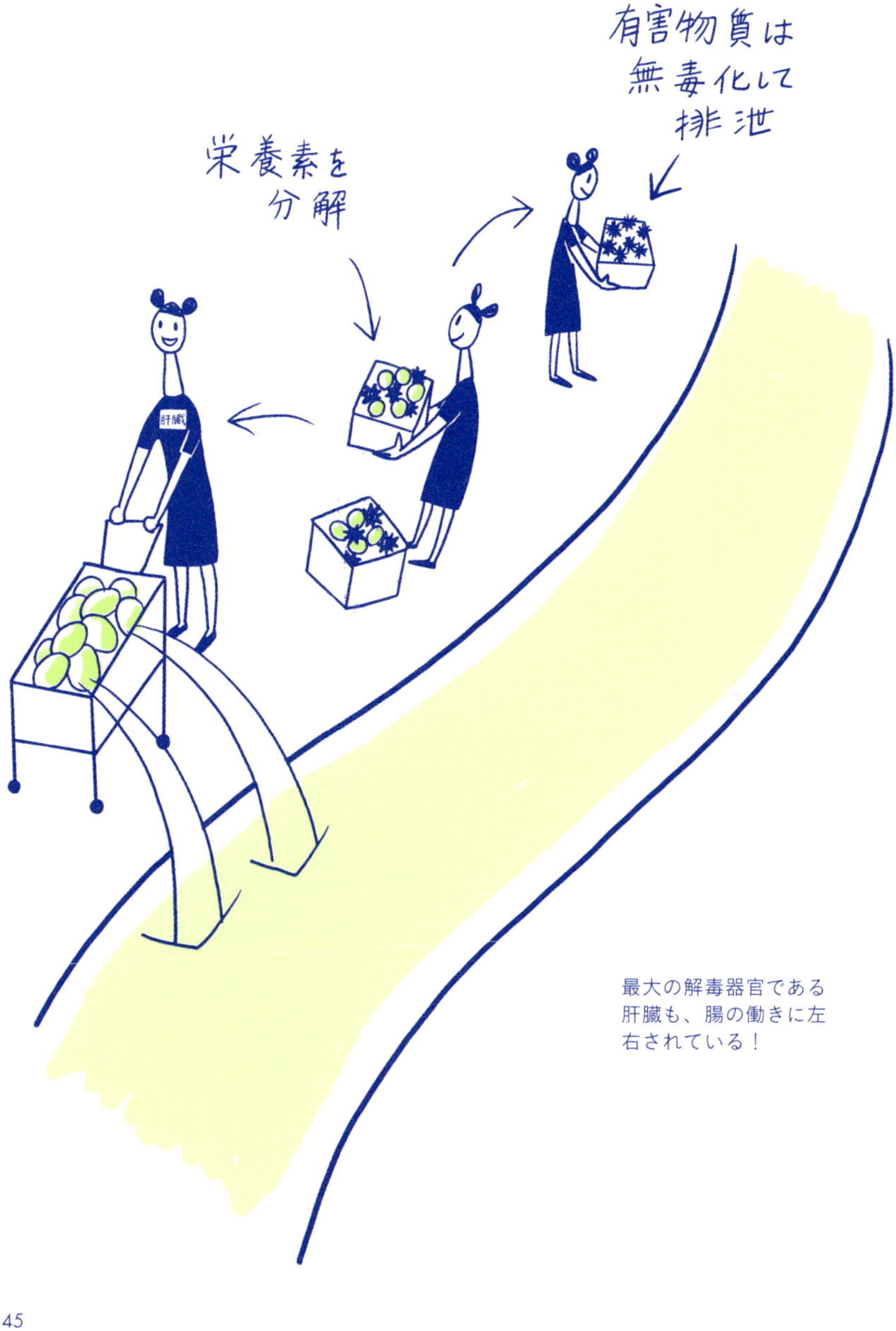
有害物質は
無毒化して
排泄
栄養素を
分解
肝臓

最大の解毒器官である
肝臓も、腸の働きに左
右されている！

SUMMARY

腸のスムーズな働きがいかに大切か理解できたら、不調のサインと腸の関係を見ていきましょう

DR.MAIKO

単なる消化器官ではなく、免疫や解毒、こころの有り様にまで関わり、さまざまな働きを担う腸。血液そのものをきれいに浄化し、美しい肌を育むカギを握っていることもご理解

いただけたと思います。

便秘や吹き出物はもちろん、甘いものがやめられない、すぐイライラするなど、一見、腸とは関係ないように思えることも、じつはからだの危険を知らせる腸からのアラームだとしたら？　日々感じるなんとなくの不調のサインをそのままにしないことこそ、腸内環境をととのえる第一歩なのです。

DOCTOR'S NOTE

THEME:

腸内細菌は母親からの最初のギフト

母親から最初に受け取るギフトはじつは腸内細菌だと思います。母乳で育つ赤ちゃんの腸内は、誕生からまもなくビフィズス菌99.9%の環境にととのいます。生後1～2カ月はミルクで育つ赤ちゃんも同じですが、そのあとはミルク育ちのほうが、ビフィズス菌以外の割合が高くなることが判明。出産方法や乳児のころの食事、生活環境が腸内細菌に影響を与えていることもわかってきました。私たちの腸内環境をととのえるための活動は、この世に生を受けたときから始まっているのです。

THE PLACE

B

I

腸内環境を乱す主な要因

生まれもった体質もあると思いますが、腸内環境を乱す一番の要因は、睡眠不足や精神的な悩みなど、あらゆるストレスではないでしょうか。そして、新陳代謝やバリア機能の低下、運動不足によって腸の働きが鈍くなる、腸内細菌のバランスの崩れなどが考えられます。次のページで詳しく説明しますが、加齢、偏食や暴飲暴食、添加物や遺伝子組み換え食品、抗生物質やピル、解熱鎮痛剤などの過剰摂取も要因となっています。

振り返ってみれば、私たち現代人のライフスタイルは、腸の環境にとって決していい条件ではなく、むしろハイリスク。少しでも負担を減らせるよう、毎日の生活の中でできることからひとつずつ、実践していきたいものです。

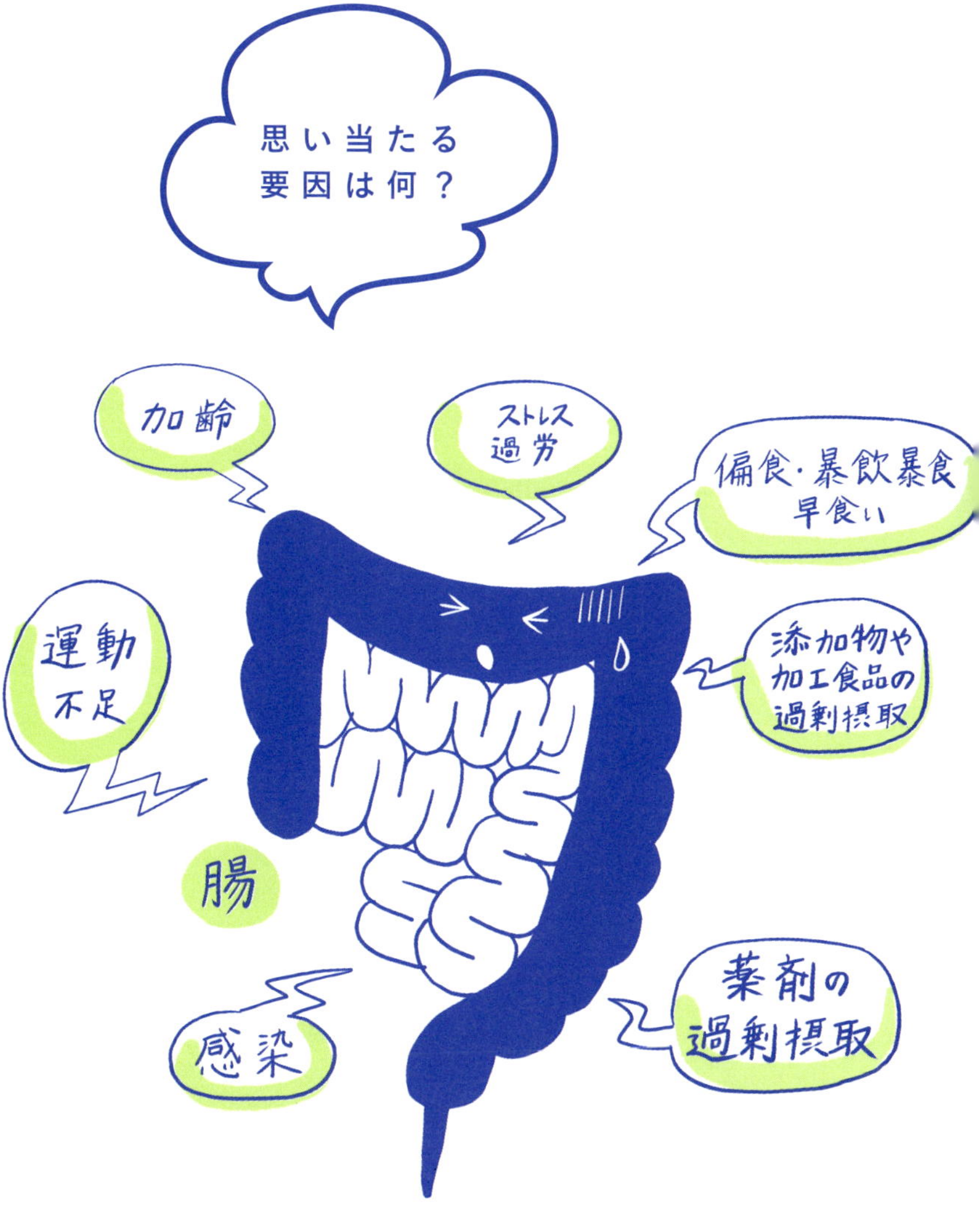

身のまわりにあるちょっとしたことの積み重ねが腸の環境を乱れさせている！

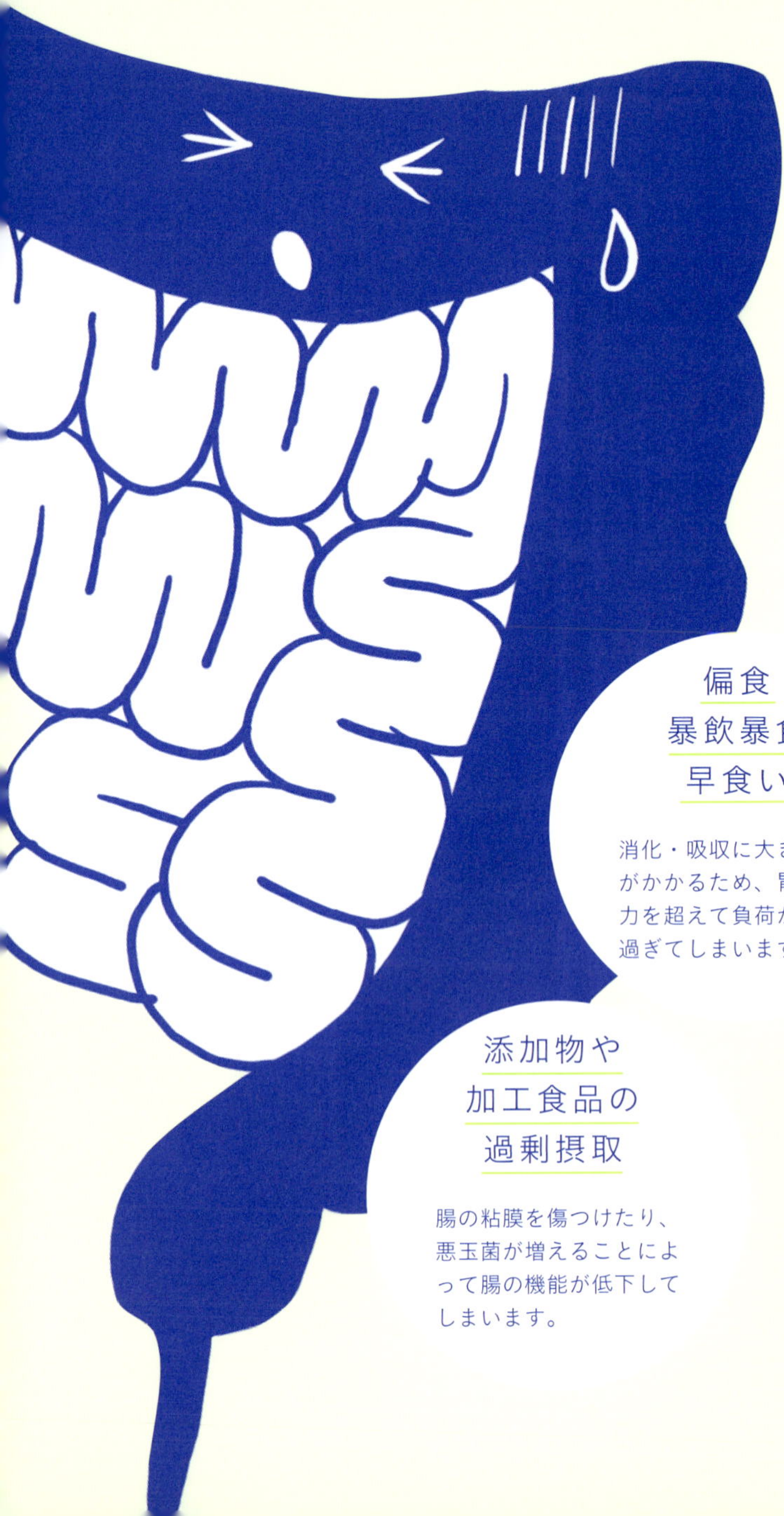

偏食
暴飲暴食
早食い

消化・吸収に大きな負担がかかるため、胃腸の能力を超えて負荷がかかり過ぎてしまいます。

添加物や
加工食品の
過剰摂取

腸の粘膜を傷つけたり、悪玉菌が増えることによって腸の機能が低下してしまいます。

こんなことが
原因に
なっている！

薬剤の過剰摂取

薬剤によりますが、どうしても解毒に時間がかかったり、腸内細菌叢を乱してしまうため、腸にとって負担がかかります。とくに抗生物質や胃腸薬等の過剰摂取は避けたいものです。

感染

ウイルスや細菌感染によって、腸内細菌バランスが崩れ、善玉菌が減少。消化・吸収が滞ってしまう原因に。

運動不足

腸のぜん動運動が鈍くなることで、血流が滞りやすくなり、便秘やむくみ、血行不良などの引き金に。

加齢

腸の粘膜の修復、つまりは細胞の入れ替わりが遅くなることで、消化・吸収能力の衰えが出たり、腸内細菌バランスが崩れやすくなります。

ストレス・過労

ストレス刺激によって、腸の粘膜が傷つき、腸内細菌バランスの乱れや腸のぜん動運動の停滞、過活動が生じたり、ホルモンバランスが崩れやすくなります。便秘や内臓機能低下を招く要因に。

腸とこころは深くつながっています

近年、こころの問題と腸の関係は、医療の現場でも数多く議論されるようになりました。

たとえば、抗生物質を摂り続けていたために、腸内細菌バランスが崩れ、うつ病を発症した患者さんの例。心身症やうつ病の患者さんに腸内環境をととのえる治療を行ったことで早く改善した例など。実際にこころの問題が腸内環境によって左右される症例が増えているのです。

レトルト食品や加工食品・添加物を過剰摂取している人や睡眠不足の人ほどうつっぽくなりやすいのは、腸内の悪玉菌が増えることで、セロトニンがうまくつくられず、睡眠の質が変わったり、ストレスケアホルモンと呼ばれるコルチゾールの活性が鈍くなったりするせい。腸と自律神経は密接な関係にあるので、自分の意思とは関係のないところで、不機嫌になったり憂うつになったりすることも。こころは腸内環境に左右されています。便秘や下痢など、次のページから挙げるような不調を感じたら、まずは食事の見直しから始めてみましょう。

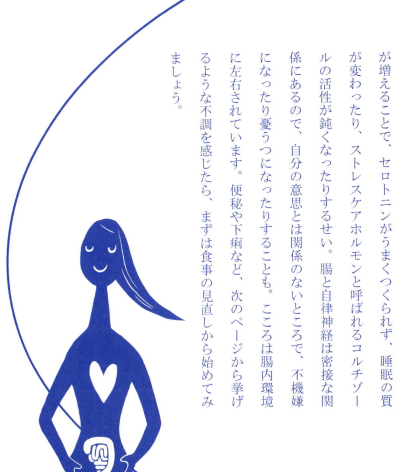

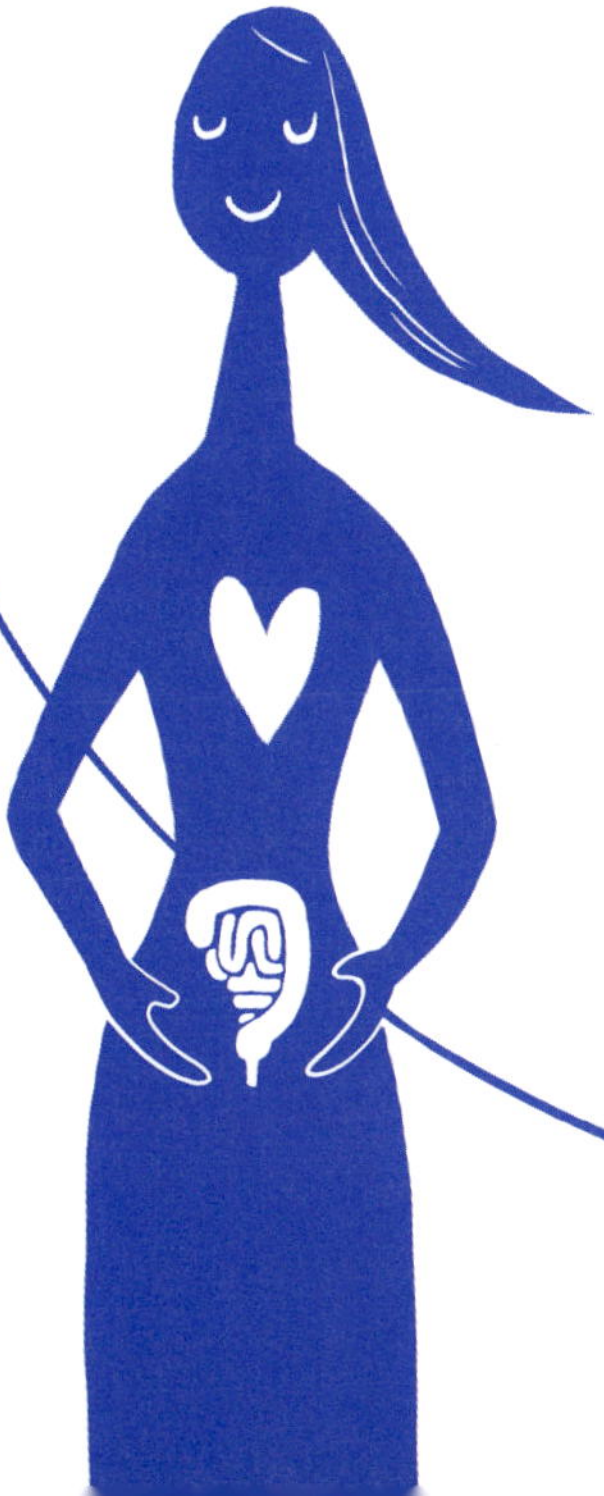

【症 状】
01

便秘

腸内環境の乱れがダイレクトに影響する症状

このような原因が考えられます

- □ ストレスや副交感神経の乱れ
- □ 腸壁の粘液分泌量が少ない
- □ 大腸のぜん動運動が弱い
- □ 偏った食生活や食物繊維の不足
- □ 骨盤内の血流が滞る

MEMO

便秘で悩んでいる人は、運動不足ということも多い。筋肉量が減って血流も悪くなり、悪循環に陥る。なるべく歩くなど生活に工夫を。

排便が2日以上ないことを便秘といいますが、ぜん動運動や腸壁の粘液分泌量が少ない、善玉菌のエサとなる食物繊維が足りないなど原因はさまざま。

とくに女性は筋肉量が少なく基礎代謝が低いので男性より便秘になりやすい傾向が。じつは排便の理想的な回数は、食事と同じ1日3回。便秘によって吹き出物や肌荒れ、むくみ、うつなどさまざまな症状を誘発します。肝臓にも負担がかかるので放っておいてはいけません。

ADVICE

- 水溶性食物繊維を摂る(海藻やきのこ類、水溶性食物繊維の多い野菜を、温野菜やスープで)
- 消化をよくするため、できれば1口30回以上、よく噛んで食べることが望ましい
- 甘いものを控える(甘いものは腸内環境を悪化させて便秘を加速させるため)

【症状】
02

下痢

長く続く場合や、慢性的な症状には注意が必要

このような原因が考えられます

- □ 暴飲暴食等による消化不良
- □ ウイルスや細菌による炎症
- □ 冷え
- □ 油が合わない
- □ ストレスや緊張からくる過敏性腸症候群

MEMO

痛みを伴う急激な下痢や、長く続く下痢の場合は受診を。日常的にゆるい下痢が続く人は、腸の吸収がうまくいっていないサイン。

ストレスや自律神経の乱れによって腸のバリア機能が低下すると、有害なものが侵入しやすく、腸内細菌のバランスが変化。未消化のものの腐敗によって腸が過活動状態になることを下痢といいます。ウイルス性の下痢の場合は無理に止めてしまわず、悪いものをしっかり出してから栄養を補うようにしましょう。また、消化が追いつかなくて常に下痢をしているケースも。下痢になりやすい人は慢性的に栄養不足、脱水症状になっていることもあります。油の摂り方を見直したり、冷え対策をすることも忘れずに。

ADVICE

- 腸質日記(P74〜参照)をつけてどのような食材を食べたあとに下痢になっているか傾向を知る
- 少なくとも週に2〜3回は湯船に浸かり、骨盤内を温める
- 自律神経が乱れている場合が多いので、リラックスする時間をつくり、睡眠の質を高める

【症状】03

胃の疲労

胃の働きが低下すると、腸内環境も総崩れ

このような原因が考えられます

- □ 腸内の消化酵素不足
- □ 悩みごとなどのストレスや
- □ 自律神経の乱れ
- □ 胃薬の過剰摂取
- □ 暴飲暴食、胃への負担による消化不良
- □ 冷え

MEMO

胃が疲れていると感じたら、ひとまず休ませることも選択肢のひとつ。P92～で紹介するファスティングなども効果的。

胃と腸はお互いに補完し合って働く消化器官。胃が食物を消化するときに必要なのが胃酸です。食べた肉類をざくざく切るなどの働きで腸の負担を減らしているのに、胃酸過多は良くないことと思われがちです。もともと欧米人と比べて日本人は胃酸が少なめなのに、それを抑える薬を日常的に摂取している人も多いよう。腸の消化酵素が少ないと胃に負担がかかり、胃酸はますます増加、炎症の引き金に。

胃の負担を減らすことで腸内環境も良くなることを覚えておいてください。

ADVICE

- ながら食べをやめて食事に集中し、よく噛んでゆっくり食べる
- 冷たいものを控える。朝に白湯を飲む(60℃くらいの白湯を飲むことで胃の活動が活発に)
- 食事の始めに酢の物や梅干し、レモンなどを食べる(胃の酸性度を強めることで消化力をサポート)

【症状】
04

アレルギー

国民病といえるほど多くの人が悩まされている

このような原因が考えられます

- □ 遺伝や生活習慣による体質
- □ 外的要因（花粉、金属アレルギーなど）
- □ 自律神経の乱れなどによる免疫力の低下
- □ 遅延型アレルギー（特定の食べ物やリーキーガットなど）

MEMO

食べ物をはじめ、季節の変わり目、温度、匂いなど、さまざまなことに過敏に反応してしまうのも、アレルギー体質の一種といえる。

腸管には、500種類以上、約100兆個の腸内細菌が生息しており、一定の構成比を保った腸内フローラを形成し、免疫システムを司っていますが、加齢やストレスによって、腸内細菌バランスが崩れ、免疫力が低下すると、

アレルギーや自己免疫疾患を招く要因に。腸の粘膜＝バリア機能がゆるみ、炎症が起こることで、さまざまな不調やアレルギー症状を誘発するリーキーガット（P70～参照）は、ストレスの多い現代人の間で増加の傾向にあります。

ADVICE

- 不要な薬の摂取をやめる。また、摂取する油の質とバランスに気をつける
- 原因を特定するため、アレルギー検査を受ける
- 精製された白砂糖や小麦粉を避ける（腸内環境改善と、体内の炎症が暴走するのを抑える）

【症状】
05

吹き出物

外側からだけでなく、腸からきれいにしていく

このような原因が考えられます

- □ 慢性的な便秘
- □ 胃腸の不調
- □ 自律神経、ホルモンバランスの乱れ
- □ 化粧品が合わない
- □ 寝具・タオル類の汚れ

MEMO

女性の場合、ホルモンバランスの乱れも大きな要因に。腸内環境を改善することと、外側からのスキンケア、両方が必要。

便秘に悩む女性の多くが、吹き出物という新たな悩みを抱える傾向にあるようです。腸内環境の乱れから自律神経の働きが鈍り、皮膚の血行が悪くなるのと同時に、腐敗したものが腸内に留まることで悪玉菌が増加。発生した有害物質が全身に巡り、吹き出物というトラブルに。とくに顎まわりの吹き出物は腸と因果関係があり、直接ケアしてもなかなか症状は改善されません。ホルモンバランスとも密接な関係があるので、月経の状態などもチェックしてみましょう。

ADVICE

- 甘いものや悪い油を控える(過剰な糖質が、余分な皮脂を増やす原因のひとつであるため)
- 暴飲暴食を控える。また、便秘がある人は便秘対策をする
- オイルクレンジングを使ってしっかり汚れを落とす。紫外線対策をする

【症状】06

くすみ・むくみ

流れを良くしてデトックスできるからだに

このような原因が考えられます

- □ 便秘などで老廃物が溜まったまま
- □ 冷え
- □ 水分代謝が悪い
- □ 血行不良、うっ血
- □ 必要な栄養素の欠乏

MEMO

ミネラル不足などもくすみ・むくみにつながる。栄養はしっかり摂り、老廃物をきちんと排出できるかがカギ。

腸内環境の乱れから自律神経の働きが低下。皮膚の血行が悪くなってくすんだり、腸内で発生した有害物質で血液がにごり、リンパの流れが滞ることでむくんだり。腸と皮膚はつながっている臓器なので、血液の質を決める大事な働きを担うなど、肝臓や腎臓の解毒器官とも密接につながっています。
血流やリンパの流れを良くし、溜めこまないことが大切です。くすみやむくみは不調の最初のサイン。見逃さずに、対処しましょう。

ADVICE

- 甘いものを控える。同時に動物性タンパク質をしっかり摂り、栄養素の欠乏対策を
- 運動やマッサージで冷えと血行不良などを改善する
- なるべく湯船に浸かるようにするなど、全体的に末梢の血流改善が必要

SUMMARY

腸は、
さまざまな症状に
深くかかわっています

DR.MAIKO

腸内環境の乱れが引き起こす、さまざまな不調のサイン。便秘や下痢、女性に多い吹き出物やニキビといった肌のトラブルに加え、アレルギー症状まで。重篤な症状ではないからと、これらを放っておくと、こころの問題や、さらに深刻な内臓疾患などの症状の引き金に。腸内環境をととのえることは、万病の芽を未然に摘む大切なこと。次の章では、どうやって腸のコンディションをととのえるべきかの対処法について詳しくお伝えしましょう。

DOCTOR'S NOTE

THEME:

リーキーガット症候群

英語で腸のことをガット「GUT」、液体が漏れることをリーク「LEAK」というように、リーキーガット症候群とは腸の粘膜に隙間ができて、菌やウイルス、未消化のタンパク質などが血中に漏れ出ている状態のことです。リーキーガット症候群が注目されるようになったのは、腸の粘膜＝バリア機能がゆるみ、炎症が起こることで、さまざまな不調やアレルギー症状を誘発することがわかったから。暴飲暴食やストレス等が原因と考えられ、現在、増加の傾向にあるのです。

THE PLACE BEAUTIFUL SKIN IS MADE

CHAPTER

3.

美しい肌のための腸活の心得

腸内環境のために意識したい7つのこと

「腸内環境をととのえるには、どんなことから始めたらいいのでしょうか？」と、患者さんから聞かれることがあります。そんなときは、毎日の腸のコンディションを意識、観察してみてください、と伝えています。

たとえば、どんな食事を摂っているか、どのくらいの間隔で排便できているか、排泄物のコンディションはどうかなど。

すでにお伝えしているように、腸はこころや肌とも密接につながっているので、腸のコンディションの善し悪しに加えて、肌の調子はどうか、気持ちが落ち込んだりしていないか、イライラしていないか、かゆみや赤みなどアレルギー症状は出ていないかなどの小さな変化にも気をつけてみてください。

もし、便秘や下痢、胃もたれ、朝食が食べられない、吹き出物ができたなど、少しでも変化を感じたら、何を食べたときに調子が悪くなったか、排泄物の匂いや形、量などを観察してみましょう。悪玉菌が増えてしまうと、便の臭いがきつくなるなど、変化が感じられるはずです。

腸内環境をととのえるための具体的な対策を、次のページから詳しく紹介していきます。すべてを完璧にこなそうとは思わず、自分でできるところから少しずつでかまいません。消化がスムーズに行われているかを観察し、もしうまくいっていないと感じたら、対処法を試してみてください。腸のコンディションをととのえることは日々の観察、自分自身を知ることにもつながります。

【アドバイス】
01

腸質日記をつける

肌荒れが改善しない、便秘気味など、腸と肌のコンディションに悩みを抱えている人に、クリニックでは腸質日記をつけてもらう場合もあります。日々の体調や食事の内容、腸と肌それぞれのコンディションなどの記録です。簡単にメモ程度でいいのですが、肌のコンディションが崩れたときはどんな食事だったのか、トピックとしてどんなことがあったのか、排出物はどうだったかなど。日記をつけることで、肌荒れや便秘などの引き金になっているものが何かを見極めたり、頑張り過ぎずに続けられる対処方法を探すこともできます。腸質日記は、自分のライフスタイルを振り返りながら、自分の体質を知る有効なツールです。

FOR EXAMPLE

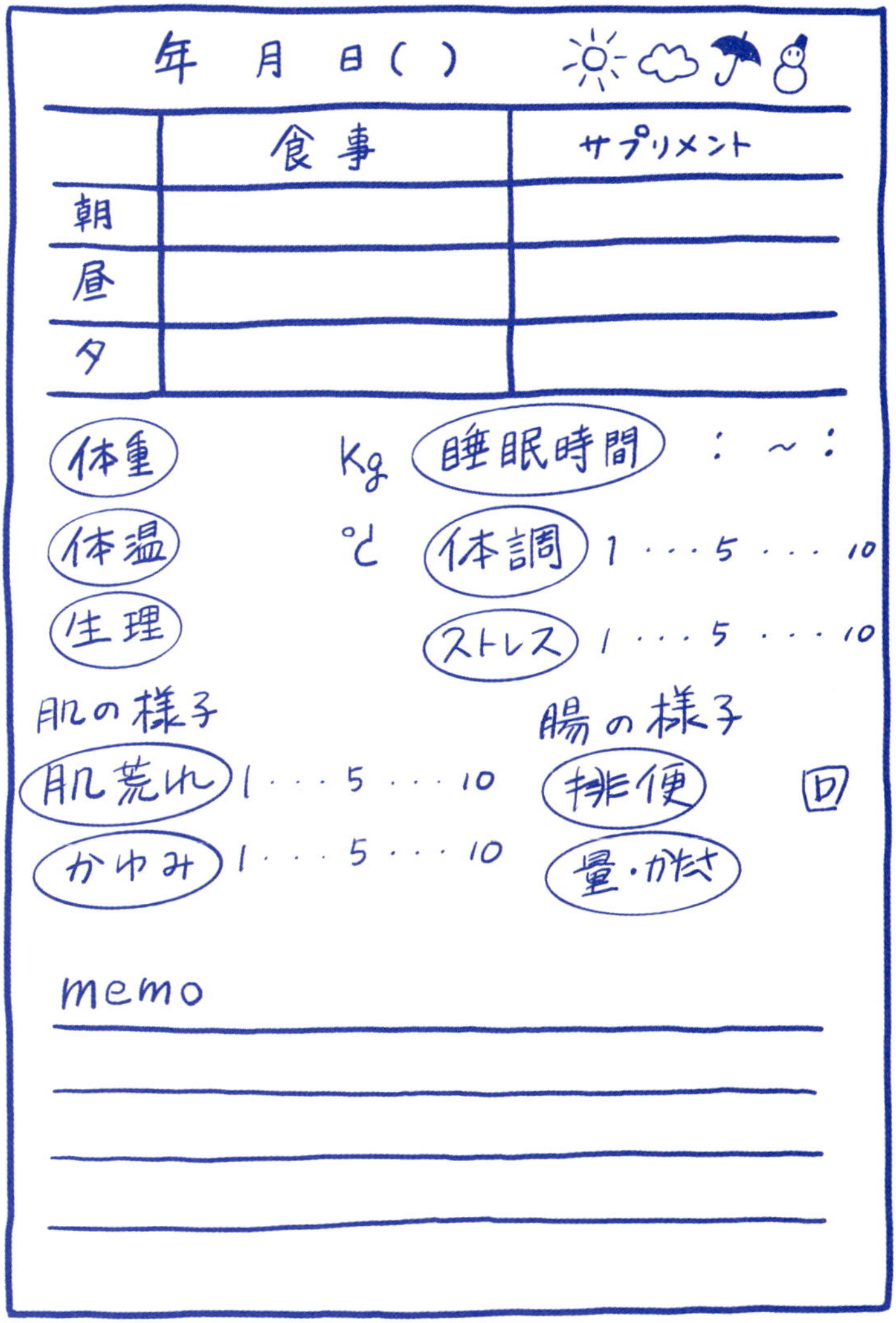

年　月　日（　）
食事
サプリメント
朝
昼
夕
体重　kg
睡眠時間　：〜：
体温　℃
体調　1…5…10
生理
ストレス　1…5…10
肌の様子
腸の様子
肌荒れ　1…5…10
排便　回
かゆみ　1…5…10
量・かたさ
memo

【アドバイス】
02

いつも摂っている脂質を見直す

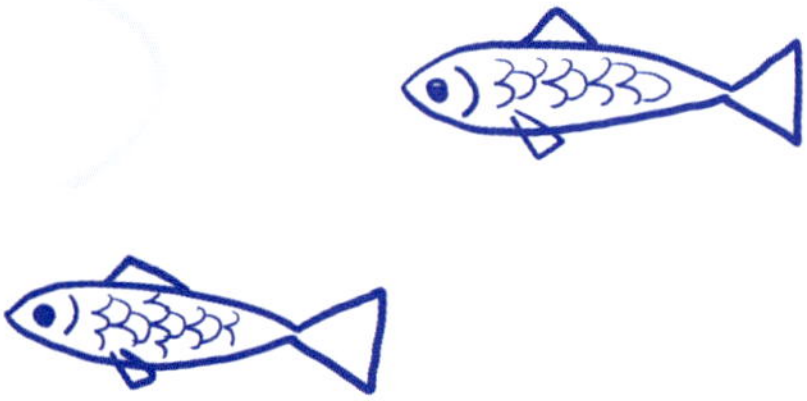

脂質はダイエットの敵といわれていますが、じつは私たちのからだを維持するために大切な成分なのです。たとえば、脳の60％が脂質で構成されていることや、ホルモンや胆汁、腸をはじめとするあらゆる細胞膜に、また美しい肌を保つためにも脂質は必要です。

覚えておきたいのは大きく分けて2種類の脂質です。ひとつめがおもに肉類に多く含まれる飽和脂肪酸、ふたつめが、魚や植物に多く含まれる不飽和脂肪酸。不飽和脂肪酸

はさらにオメガ3、オメガ6、オメガ9などの脂肪酸に分類されます。

日常的に食する機会の多いオリーブオイルや菜種油などはオレイン酸が豊富なオメガ9（一価不飽和脂肪酸）。熱に強く、悪玉コレステロールの抑制や、便秘改善効果を持っています。ごま油やグレープシードオイルなど、リノール酸が豊富なのがオメガ6（多価不飽和脂肪酸）で、加工食品に繁用されているのでバターや肉類、乳製品等の飽和脂肪酸と同様に摂り過ぎには注意しましょう。理想的な脂肪酸の摂取比率は飽和脂肪酸3：一価不飽和脂肪酸4：多価不飽和脂肪酸3といわれています。積極的に摂りたいオイルとそうでないものがあることを覚えておきましょう。

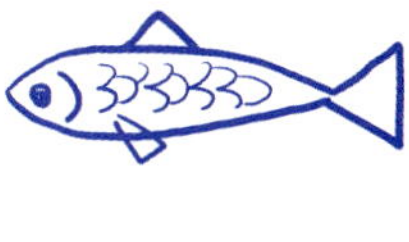

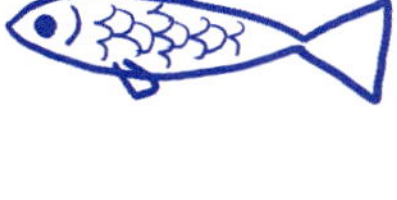

【アドバイス】
02-①

☑からだにとって不要なオイルとは？

避けたほうがいいのは、植物オイルに水素を添加して固形化した油、トランス脂肪酸です。マーガリンやショートニングが代表的なもので、アイスクリームやコーヒー用ミルク、菓子パンやお菓子、マヨネーズなどの加工食品に幅広く使われています。海外では、その有害性が危険視され、ヨーロッパや米国、アジア諸国など、すでに使用禁止になっている国があるにもかかわらず、日本ではいまだに法規制されていません。トランス脂肪酸は腸内で悪玉コレステロールを増やし、善玉コレステロールを減らし、細胞の働きを抑制してしまいます。その結果、糖尿病や認知症、がん、アレルギー疾患などの引き金になることが考えられるので、できるだけ避けていただきたいのです。

同時に、遺伝子組み換えの原材料によってつくられたものも、避けたい油のひとつ。非遺伝子組み換えならパッケージの原材料に表示があるので、購入する前にチェックしてみてください。また、オリーブオイルにトランス脂肪酸が含まれた偽造油などもあるので、内容表示を注意して見るようにしましょう。

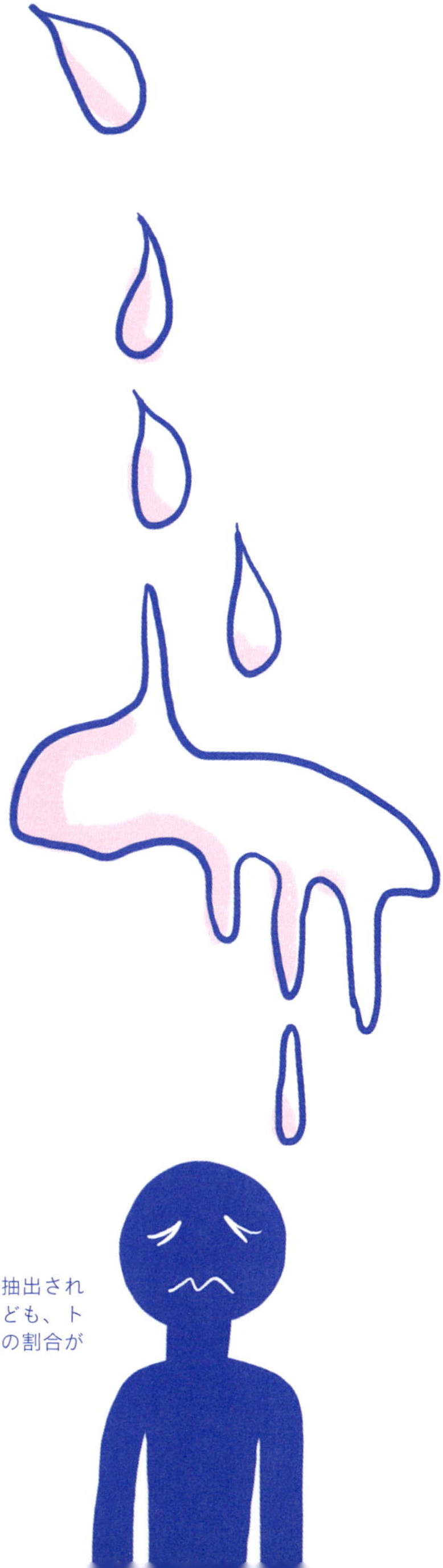

溶剤を使って抽出されるサラダ油なども、トランス脂肪酸の割合が高く要注意

【アドバイス】
02－②

☑積極的に摂りたいオイルとは？

体内ではつくることができず、意識しないと摂りづらいのがオメガ3脂肪酸です。代表的なのが亜麻仁油やえごま油などの植物油や、種子に含まれるαリノレン酸、青魚の油に代表されるDHA、EPAなどです。中性脂肪の抑制や動脈硬化の予防、血液や血管の健康維持に欠かせない脂肪酸で、積極的に摂りたいオイルですが、酸化しやすいという難点もあり、加熱には向きません。じつは、免疫力を司るブレーキの役割を担っているのがオメガ3系で、反対に、アクセルとなっているのがオメガ6系。意外にも、アレルギー症状に悩む人は、いいといわれるオメガ3系でさえ過剰な摂取は避けたいところです。

OMEGA 6

オメガ6

・コーン油・ひまわり油
・綿実油・ごま油

日常生活で自然に多く摂っているので、意識して摂らなくてもOK。

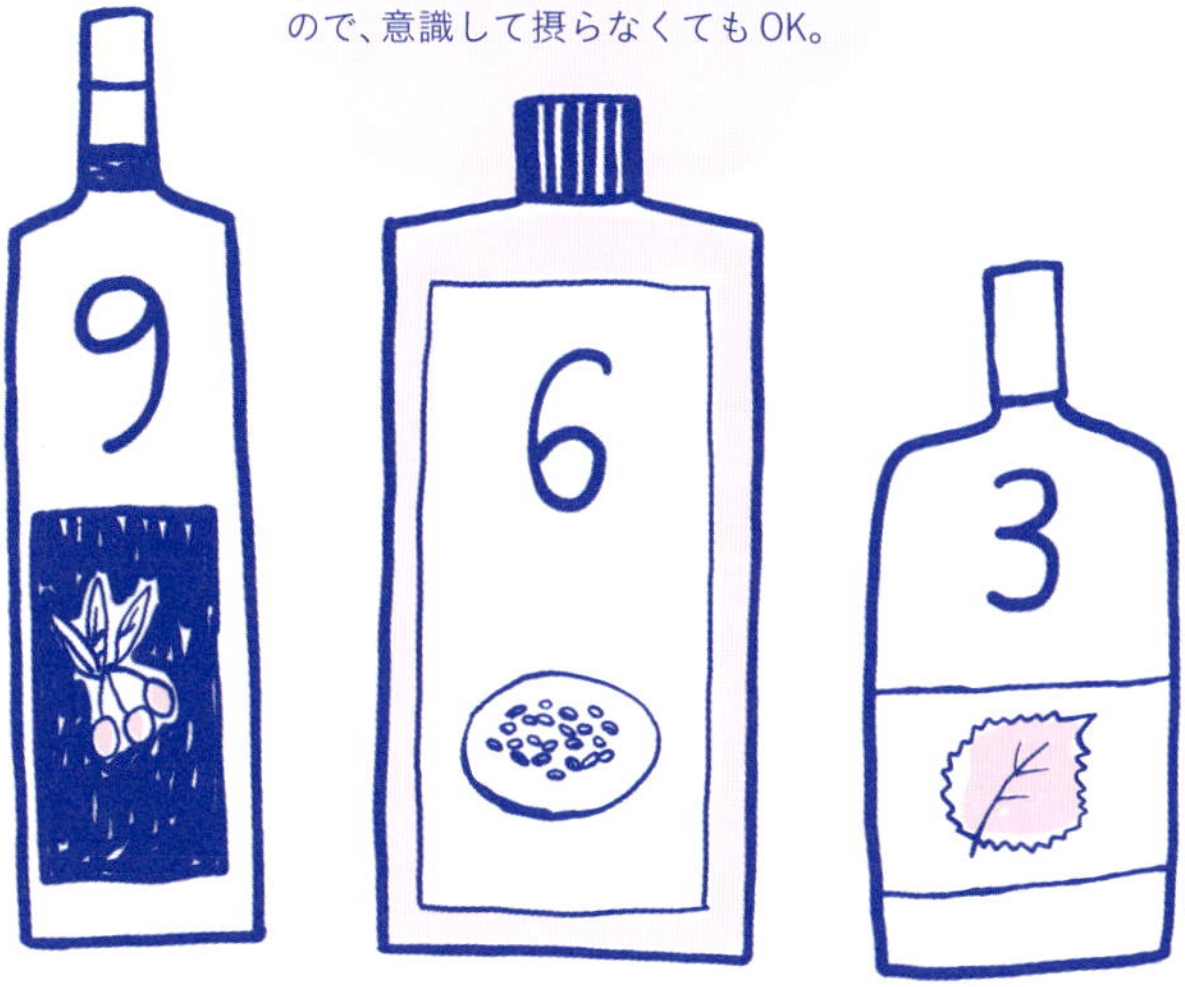

OMEGA 9

オメガ9

・オリーブ油
・キャノーラ油・パーム油

比較的酸化しにくいため、加熱調理にも使える。

OMEGA 3

オメガ3

・青魚の油・ナッツ類
・亜麻仁油・えごま油

タンパク質と一緒に摂ると、吸収率がアップする。

【アドバイス】
02－③

取り入れやすくおすすめのギー

グラスフェッドバターをご存じでしょうか？　グラスフェッドバターとは、牧草（grass）で育てられた、ストレスのない放し飼いの乳牛からつくられたバターのこと。一般的なバターは、穀類を食べて育った乳牛からつくられているためオメガ6系が豊富なのに比べ、グラスフェッドバターはオメガ3系の割合が高く、低カロリー。さらに短鎖脂肪酸・中鎖脂肪酸がダイレクトに肝臓に届くので、腸を休ませることができるのと同時に、脂肪を分解・燃焼しながら素早くエネルギーに変換されるので、血糖値が上昇する心配がありません。

海外ではポピュラーになりつつあるグラスフェッドバター。日本で取り入れ

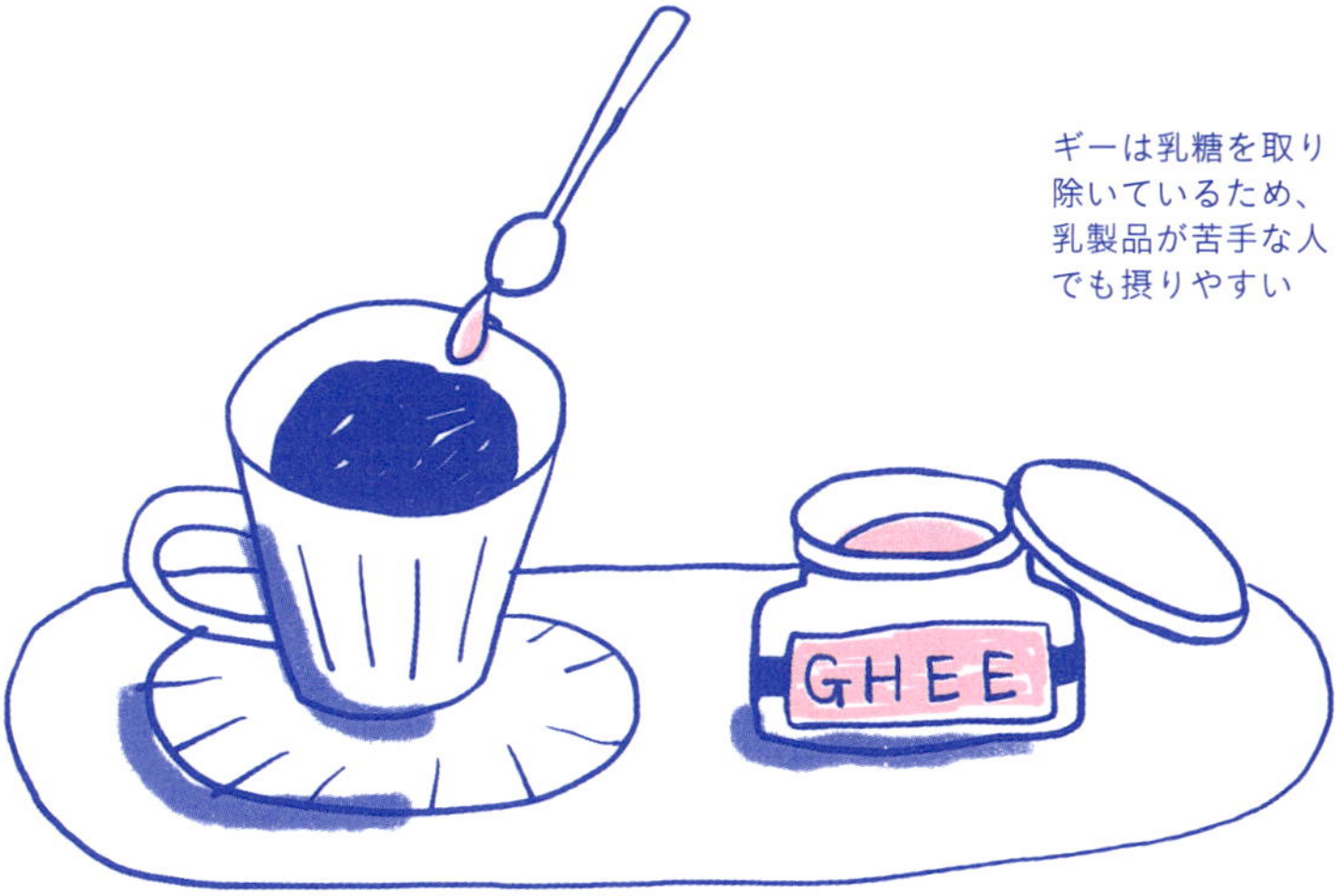

ギーは乳糖を取り除いているため、乳製品が苦手な人でも摂りやすい

るならグラスフェッドバターから水分や乳糖、タンパク質を完全に取り除いたオイル、オーガニック・ギーがおすすめです。ギーはアーユルヴェーダでも欠かせないもので、インドやスリランカでは広く浸透しています。

ヘルシー志向の人々の間ではよく知られているバターコーヒーは、食事をせずともエネルギーが素早く補給でき、朝食代わりに摂る方が多いようです。私自身もコーヒーにギーを溶かして、毎朝飲んでいます。

【アドバイス】
03

腸内細菌のエサを摂る

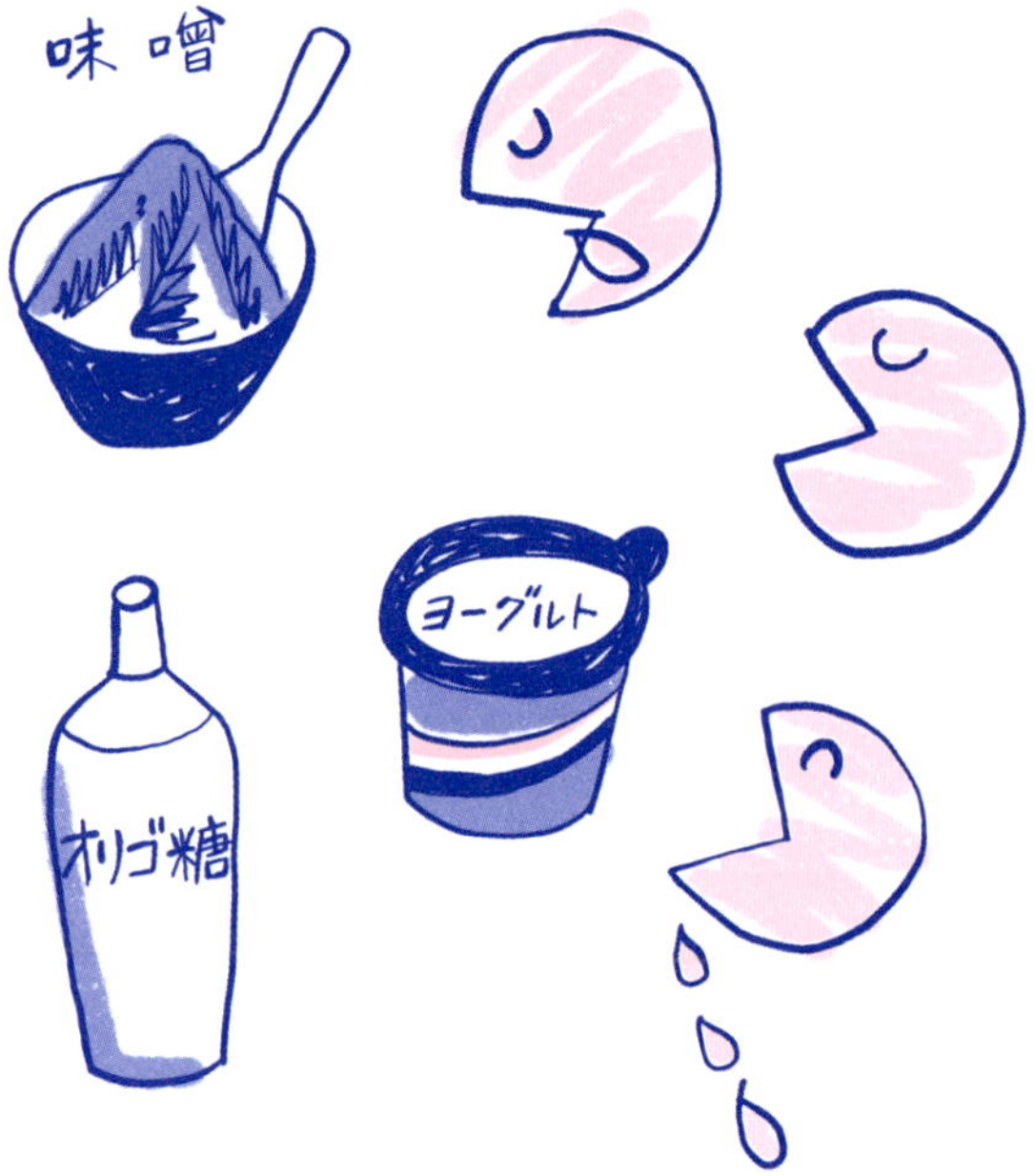

”菌活“という言葉が生まれ、日本に古くから伝わる発酵食品の魅力が再びクローズアップされるようになりましたが、この”菌活“こそが、世界中でブームのプロバイオティクスとプレバイオティクスです。

私たちの腸内では、善玉菌・悪玉菌・日和見菌《ひよりみきん》が腸内環境をつくり出しています（腸内フローラと呼ぶ）。善玉菌は有益

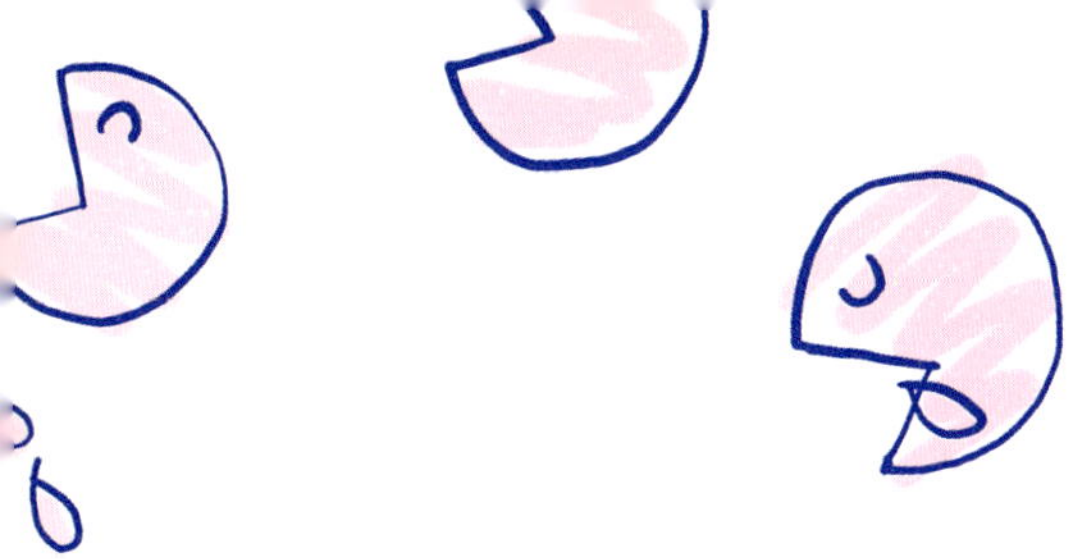

な働きをし、悪玉菌は腸内を腐らせたり、有害物質をつくったりします。日和見菌は善玉でも悪玉でもありませんが、体調によってどちらかに傾いていきます。

この腸内フローラのバランスを改善し、さまざまな恩恵をもたらしてくれるのがプロバイオティクスとプレバイオティクスです。プロバイオティクスとは、乳酸菌やビフィズス菌など私たちに良い影響をもたらしてくれる生きた細菌の総称。対してプレバイオティクスはオリゴ糖や発酵食品など、生きたまま腸に達することはありませんが、腸内の善玉菌のエサとなり、悪玉菌の増殖を抑えたり、整腸作用として働いてくれます。自分自身が持っている善玉菌を増やす手助けをしてくれるプレバイオティクスフードは取り入れやすく、おすすめです。

味噌や醤油、納豆やチーズ、キムチなど、なじみのある発酵食品はもちろん、サプリメントなどもさまざまな製品が開発されていますので、早速〝菌活〟を始めてみてはいかがでしょう。

【アドバイス】
04

食物繊維を摂る

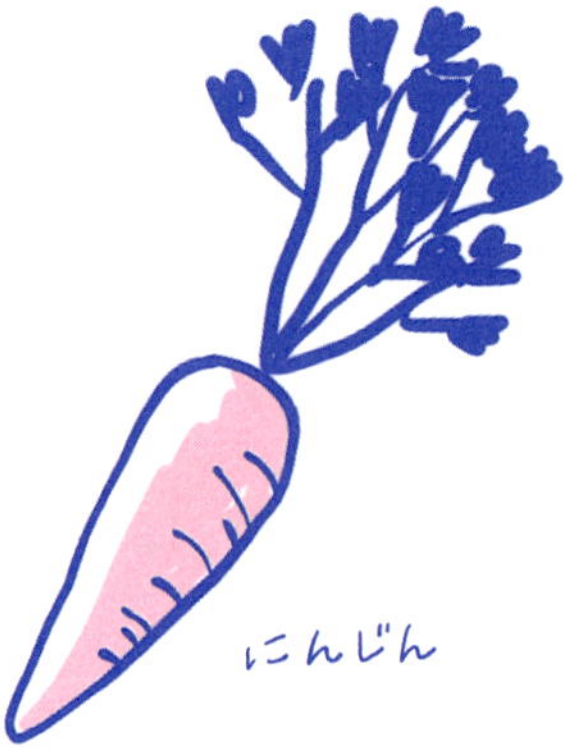

食物繊維は、じつにさまざまな恩恵をもたらしてくれる栄養素です。腸の粘膜の栄養源となる短鎖脂肪酸をつくったり、ミネラルの吸収のサポートや腸のぜん動運動を助けてくれたり。昔はそれほど知られていなかったのですが、今ではタンパク質、脂質、炭水化物、無機質、ビタミンに次ぐ第六の栄養素といわれるほど重要視されています。

最新の研究では、食物繊維が腸に存在する多様な

なめこ

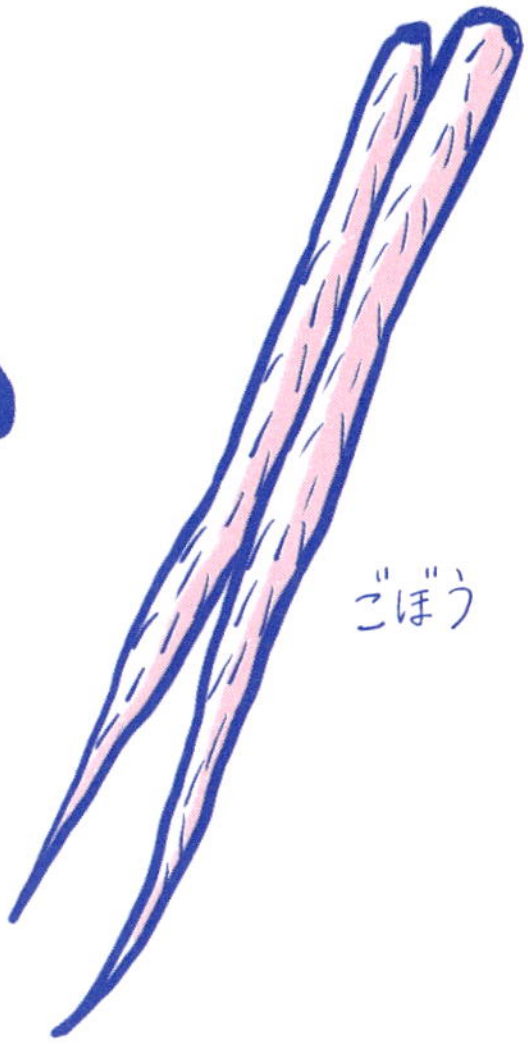

ごぼう

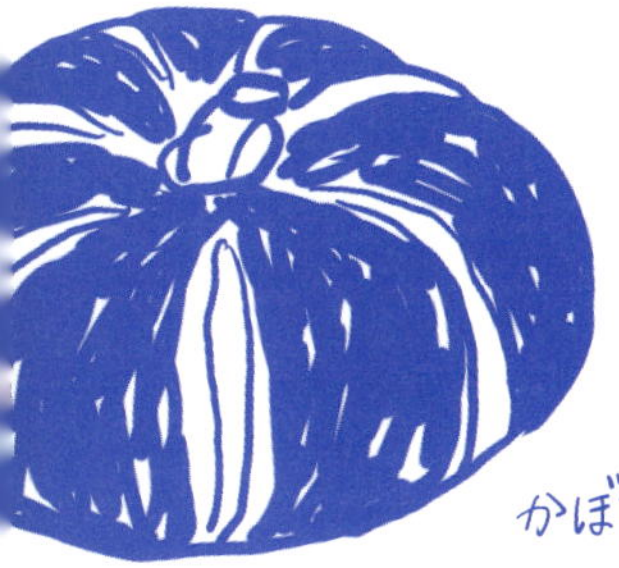

かぼちゃ

細菌社会（＝マイクロバイオータ）のエサになっていることがわかり、大きな注目を集めています。大腸で細菌のエサとなる食物繊維の豊富な食材（＝ＭＡＣ※食）に分類される野菜や果物、豆類を積極的に摂ることで、便秘や肥満、アレルギーや自己免疫疾患など、さまざまな現代病が予防できると、新たな研究も進められているのです。

　ごぼうやかぼちゃ、にんじんやセロリに、玄米や大麦などの穀類、納豆、きのこ類、海藻類、果物などが積極的に摂りたいＭＡＣ食といわれています。

※MACとは、microbiota accessible carbohydrates の略

【アドバイス】
05

消化を促進させる

タンパク質の立体構造が複雑なうえ、変化しているものも多い加工食品や、生野菜だけのサラダやフルーツだけといった欧米スタイルの食事が多くなると、消化そのものに大きな負担がかかってきます。

消化する力が低下すれば、必要な栄養素が吸収されるどころか、腸内細菌バランスが乱れるきっかけに。

便秘や肌荒れ、アレルギーなど、少しでも不調を感じている人は、腸の消化の負担を減らし、その働きを促しましょう。何を食べるかよりどう食べるか、消化をサポートする5つのポイントをまとめてみました。

食べることに集中する

食事を摂るときの環境や気持ちによって、消化酵素の分泌量や腸壁の働き方は変わってきます。何を食べるかばかりにこだわらず、好きな人と楽しく食事に集中することをこころがけましょう。消化酵素の分泌量がアップし、消化・吸収がスムーズになり、栄養として行き渡るようになります。

よく噛む

唾液にはデンプン質を分解する酵素、アミラーゼが含まれています。よく噛むことが消化を助けるというのは、噛むことで唾液が分泌され、アミラーゼが活性化するからです。噛めば噛むほど味が出るといわれますが、アミラーゼが増えることで食物の分子量が細かく分解され、それぞれの味を感じやすくなるからです。また、噛むことで脳に信号が送られ、消化・吸収のモードに。できれば1口30回以上噛むのがいいといわれています。

【アドバイス】
05

酵素サプリを摂る

消化を促す酵素は不足しがち。食材の分子構造が変化したものや加工食品の増加など、現代の食生活は消化・吸収しにくくなっています。消化酵素を補うことは消化・吸収を助けることになります。酵素サプリは食事の前後に摂ると効率がよく、とくに生野菜サラダや肉・魚などタンパク質を食べるときは食前がおすすめです。

食事の準備を楽しむ

量子力学の考え方（P130～参照）では、じ

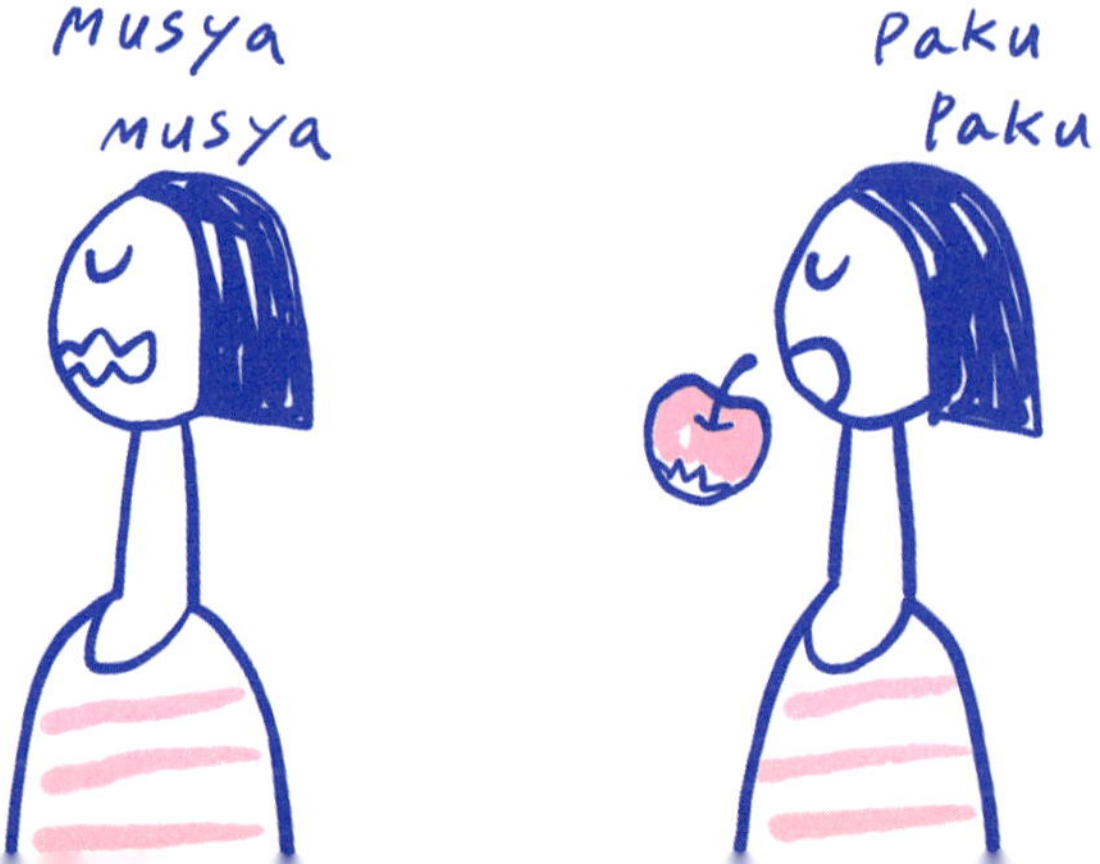

つは食材は、あらゆる環境の状態によって分子構造が変わるといわれています。不平不満を抱えず、食べることを楽しみながら準備することで、食材の分子構造はより消化・吸収されやすい形に。腸の消化酵素の分泌量も変わってきます。

ながら食べはNG

スマホを片手に食べる、本を読みながら食べるなど、食事に集中できない環境では、せっかくいいものを食べていてもうまく消化・吸収されず、栄養にもなりません。

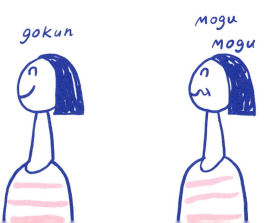

【アドバイス】
06

ファスティング

便秘やむくみ、吹き出物などで悩んでいる人の多くは、さまざまなストレスによって自律神経が乱れ、腸のぜん動運動が低下した状態にあるため、クリニックではファスティングを治療の一環として推奨しています。

ファスティングとは、断食、絶食のこと。もともとは宗教的儀式、精神修行として行われてきたものですが、医療や科学的な視点から研究が進み、最近では健康促進や体質改善のための手段として注目されるようになりました。食事や飲み物を摂らないことで消化器官を休ませると同時に、溜まった老廃物をスムーズに排出し、腸内環境をととのえることを目的としています。

消化酵素の分泌を休ませながら、老廃物を排出できると、むくみがとれたり、吹き出物が改善したり、肌のキメがととのったり。ダイエット効果も期待できます。また、血液そのものがきれいになるため、くすみがとれ、血流もアップ。消化器官を休ませている間に成長ホルモンが活性化するため、細胞の修復が進んだり、頭がクリアになるという方もいます。腸は自律神経と密接な関係があるので、自律神経をととのえることも可能。また、消化器官とともに、腎臓や肝臓などの解毒器官も休ませるため、他の代謝にエネルギーを使えるというメリットもあります。

ただ、もともと血糖値の変動の激しい方は、飢餓感や低血糖症状が出やすいので注意が必要です。また、ファスティングはいったん赤ちゃんの腸内環境に戻すというイメージなので、離乳食のような回復食をとるステップを踏まずにいきなりお肉を食べてしまったりすると、かえって腸内環境を悪化させてしまうことも。不安な方は、医師やプロの指導のもとに実践するのがおすすめです。

【アドバイス】

06-①

ファスティング 7つのキーワード

具体的に、ファスティングによって得られる7つの効果について見ていきましょう。

KEYWORD 1.

毒素排出

腸を休ませることで、腸壁に溜まった宿便が解消され、血液の質がよくなることで細胞内に溜まった毒素の排出を促します。

KEYWORD 2.

免疫力アップ

免疫細胞の約7割が集まる小腸を休ませ、リセットすることで、免疫細胞そのものが活性化され、免疫力がアップ。アレルギーやアトピー、自己免疫疾患が改善されます。

KEYWORD 3.

体内酵素の活性化

ファスティングによって、消化・吸収以外の代謝にエネルギーを使うことができるため、体内酵素を活性化させることができます。

KEYWORD 6.

臓器の休養

大腸や小腸などの消化器官を休めることで、解毒器官である腎臓や肝臓の機能も休ませることができます。

KEYWORD 4.

むくみ改善

リンパ液に停滞していた水分や毒素が排出されることで、むくみも改善されます。

KEYWORD 7.

心身の若がえりのサポート

全身の細胞が再活性化することで、新陳代謝が促され、心身が軽く。生き生きとした印象に。

KEYWORD 5.

ダイエット効果

腸壁の機能が改善されることで、消化・吸収が促され、排便がスムーズに。食事と排出のバランスがとれ、適正なプロポーションを維持することができます。

【アドバイス】
06－②

ファスティングの種類

さまざまなメリットが期待できるファスティングですが、間違った方法で行うと健康や美容効果が半減してしまうため、医師やプロの指導のもと、正しく行うことが大切です。クリニックでは、期間の長さで選べる2タイプを用意しています。サプリメントとファスティング用の特別な酵素ジュースを独自にプランニング。たとえば、ショートコースは「プレデトックス1日＋ファスティング1日＋回復期1日」の3日間。3日間コースは「プレデトックス3日＋ファスティング3日＋回復期3日」の9日間です。1日の食事を1回に減らすなど、プチ断食で消化器官を休ませてあげるのもいいですね。

＼これならやりやすい！／

間欠的ファスティングとは？

１日の中で食べない時間を長くとる間欠的ファスティングが注目されています。臓器をゆるやかなストレス下に置いて、活性化させることが狙い。血糖値やインシュリンを下げるなどの効果が期待されています。どのくらいの時間、食事を摂らないのがいいかは諸説あり、もっともポピュラーなのは16時間。たとえば長時間の睡眠も、間欠的ファスティングのひとつといえ、比較的気軽にできるという利点があります。

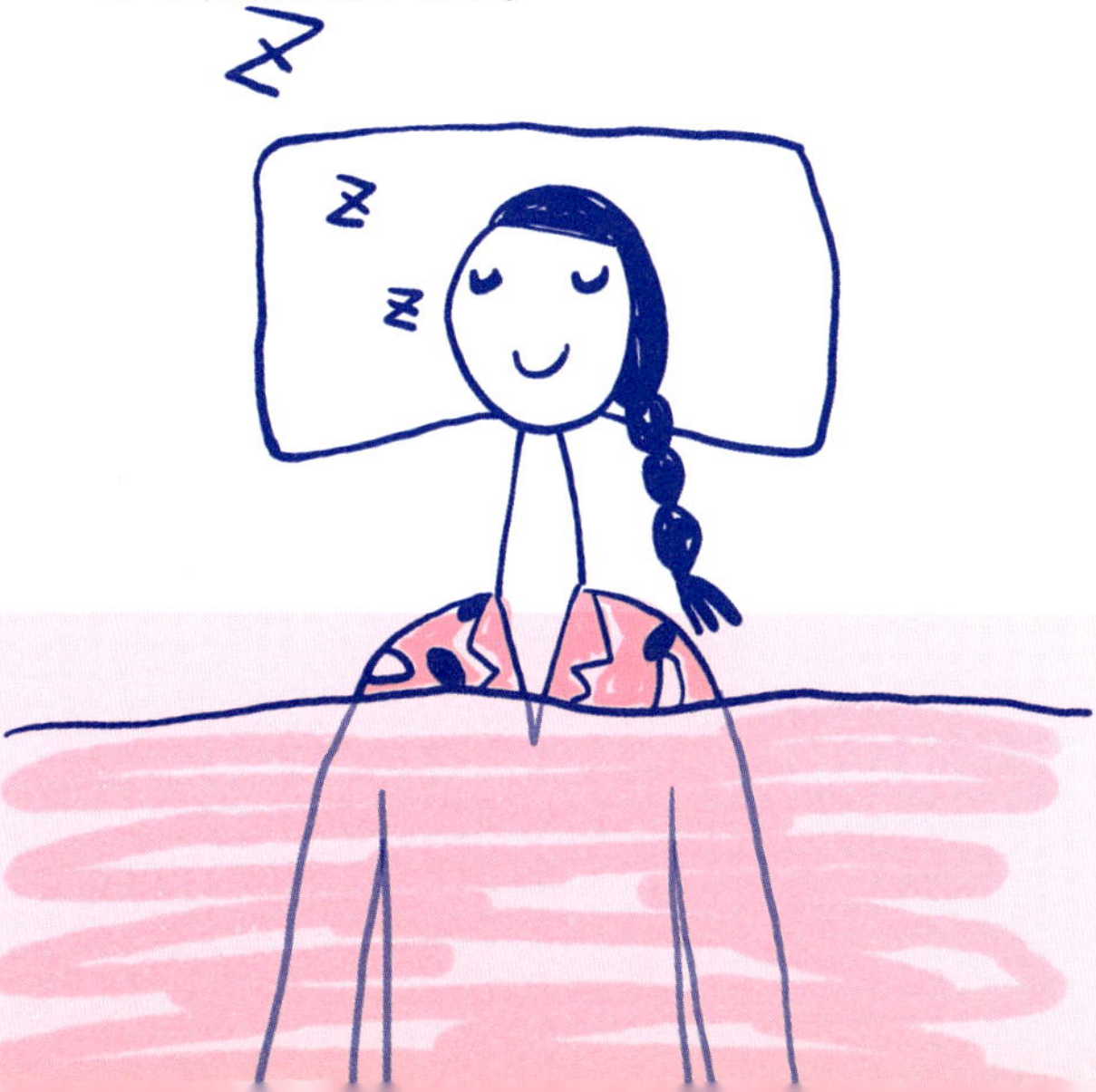

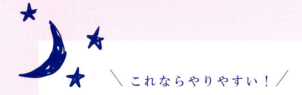

【アドバイス】
07

腸もみ

第二の脳と呼ばれる腸質を根本から改善し、健やかな肌を取り戻すことを目的に、クリニックで奨励しているのが、大腸と小腸をメインにマッサージする「腸もみ」です。

腸もみは、腸のコンディションをととのえるセラピー。慢性的な肌荒れや不調、自律神経の乱れ、アレルギーやアトピー、腸内環境をととのえたいすべての人が対象で、知識と資格を有する看護師が、ひとりひとりの腸のコンディションに合わせてマッサージします。腸を温め、血流を促し、活性化させることで自律神経がととのい、ストレスをリリース。排便がスムーズになった、すっ

腸もみの位置

大腸・小腸の位置を中心に、
少し上の胃のあたりまでを
マッサージします。

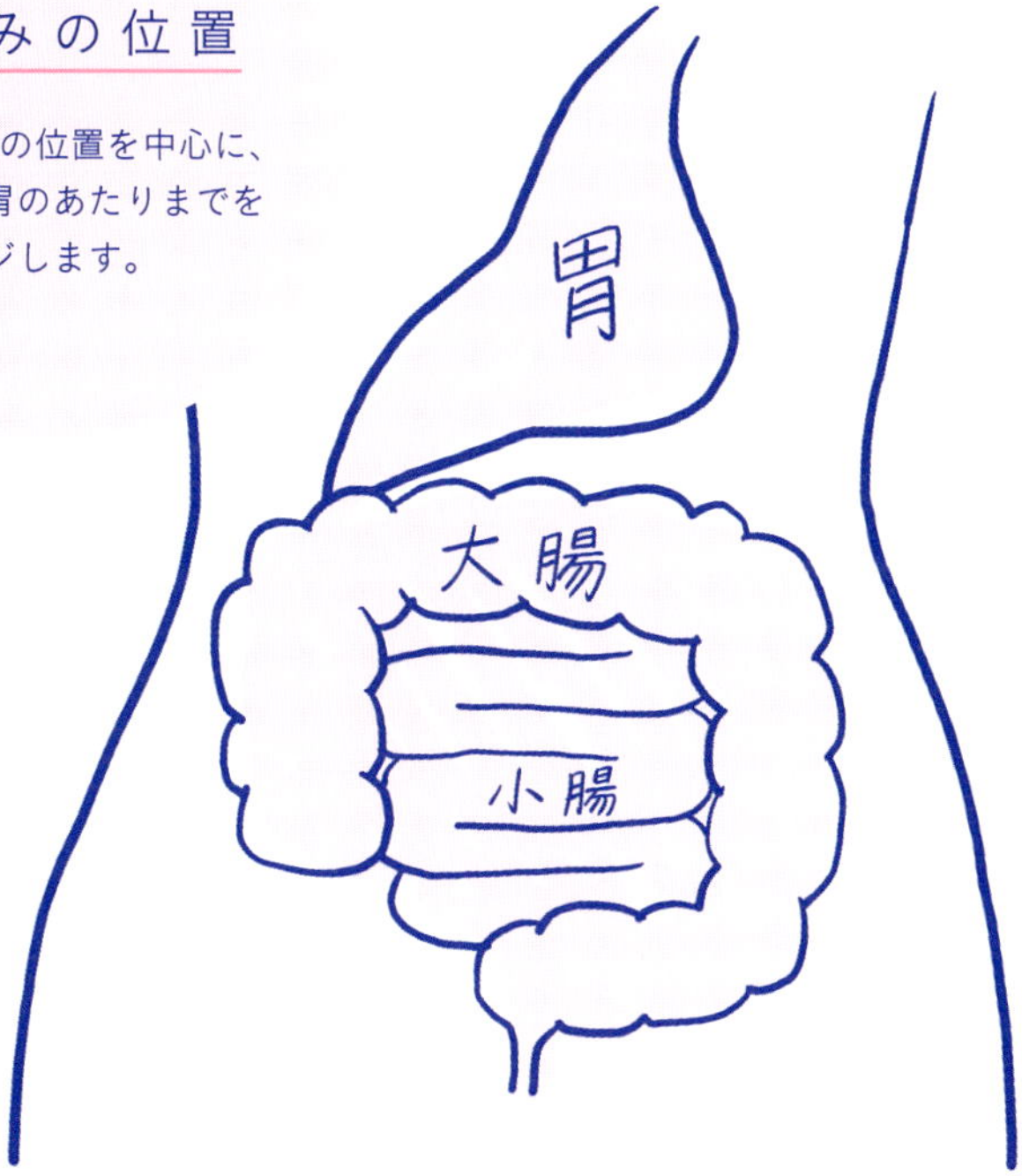

と眠れるようになった、体温が上がった、肌がきれいになったなど、さまざまなメリットが報告されています。

注意事項

ご自宅で行う場合は食後を避け、就寝前や朝、入浴後など、1日1回以上を目安に。
痛みを感じるほど強く行わないよう、注意してください。
また、妊娠中は行わないようにしてください。

腸もみマッサージのやり方

（監修：日本養腸セラピー協会）

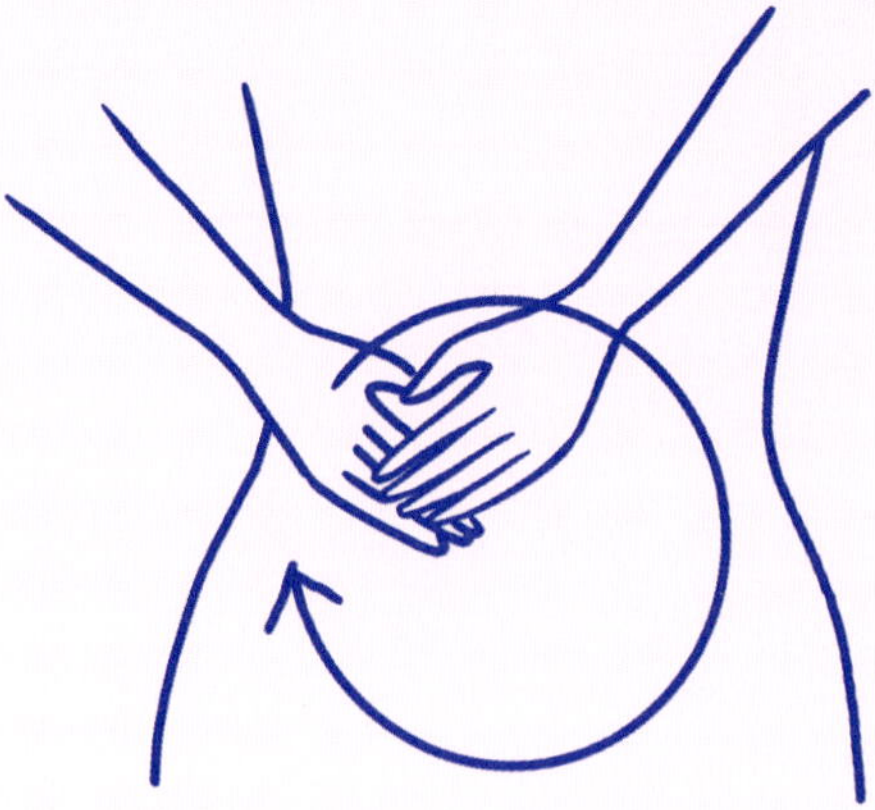

STEP 1.

両手を重ねて、大腸のあたりを円を描くようにやさしくさすっていきます。時計回りに４〜５周ゆっくりとさすります。

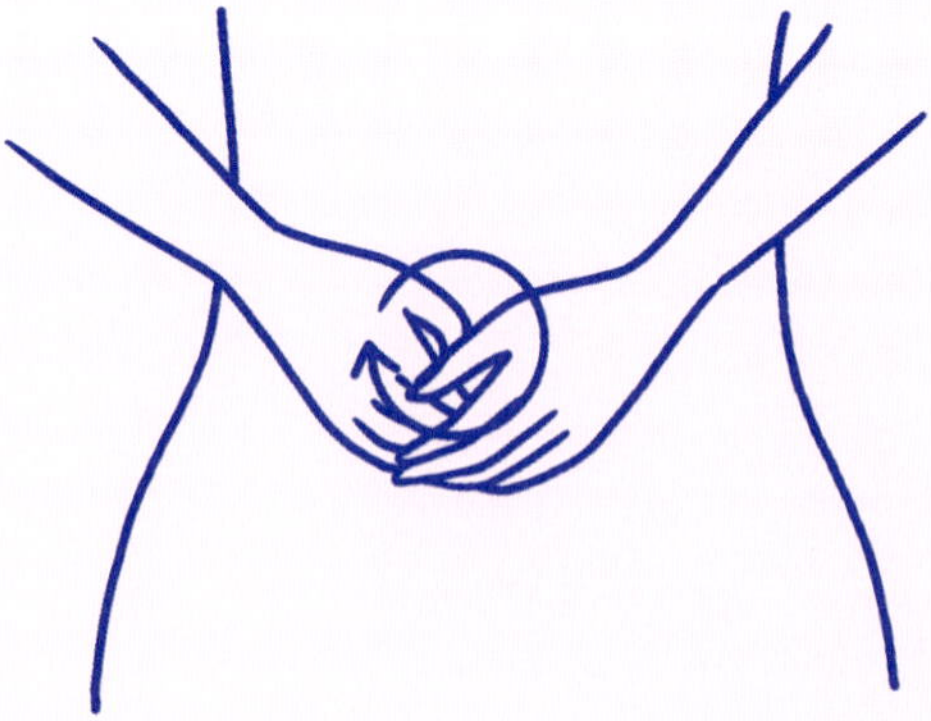

STEP 2.

おへその上に両手を重ねて置き、手の位置は動かさず、手のひら全体を時計回りにうねらすようにしてやさしく押していきます。

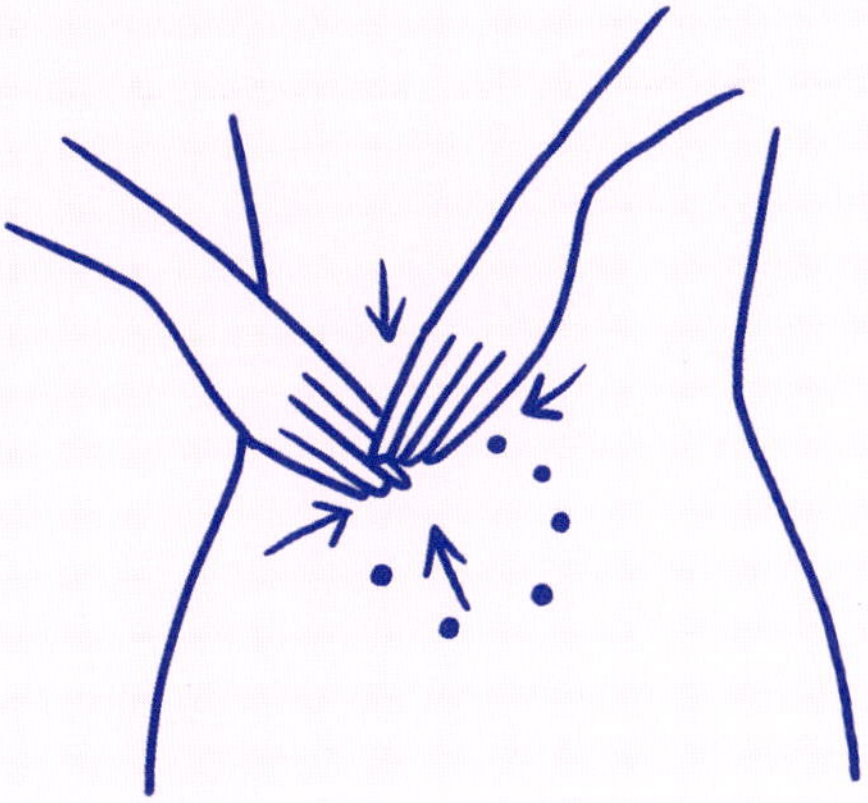

STEP 3.

今度は指先に力を入れて、小腸のあたり（点の場所）を指の腹で押していきます。小腸をゆるめるようなイメージで行い、指を立てたり強く押し過ぎないよう注意。

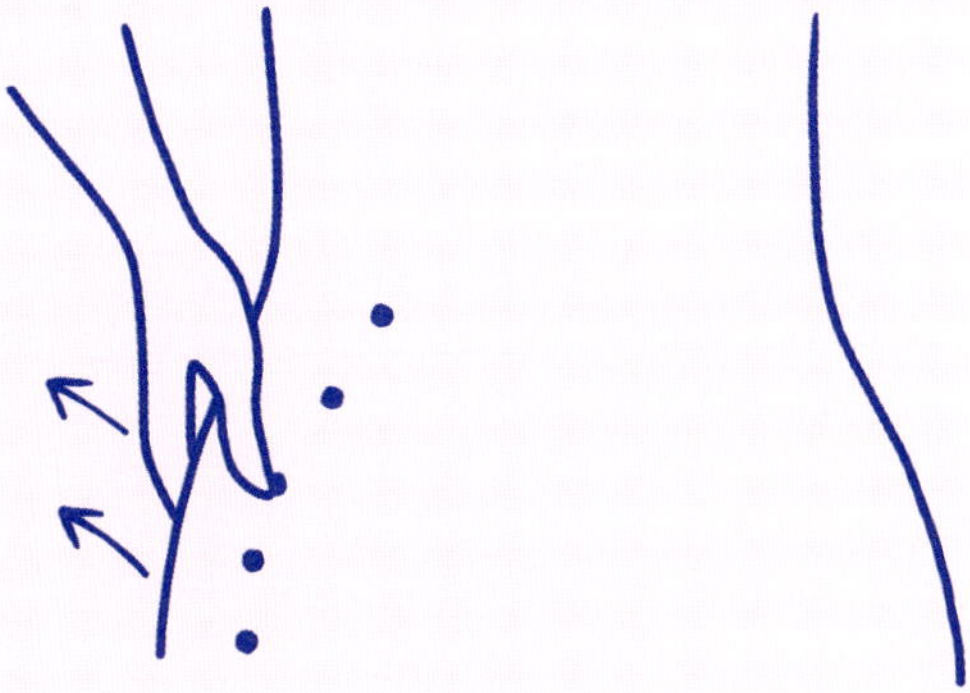

STEP 4.

少し外側の大腸のあたりを押します。まず右手の親指を腰骨の内側にあてて、他の指は背中側から挟みこむようにします。外側に向かってはがすように押していきます。

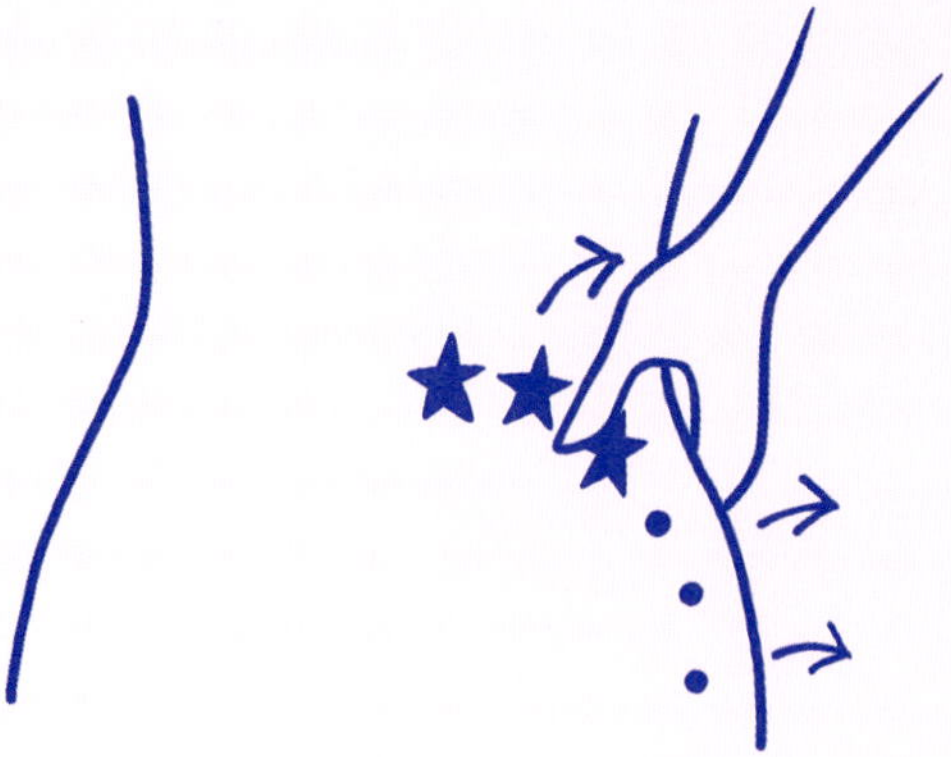

STEP 5.

左側も同じように、親指を使って外側にはがすように押していきます。左上の角の部分(★マーク)は結腸で便が溜まりやすいので、念入りにもみほぐすように。

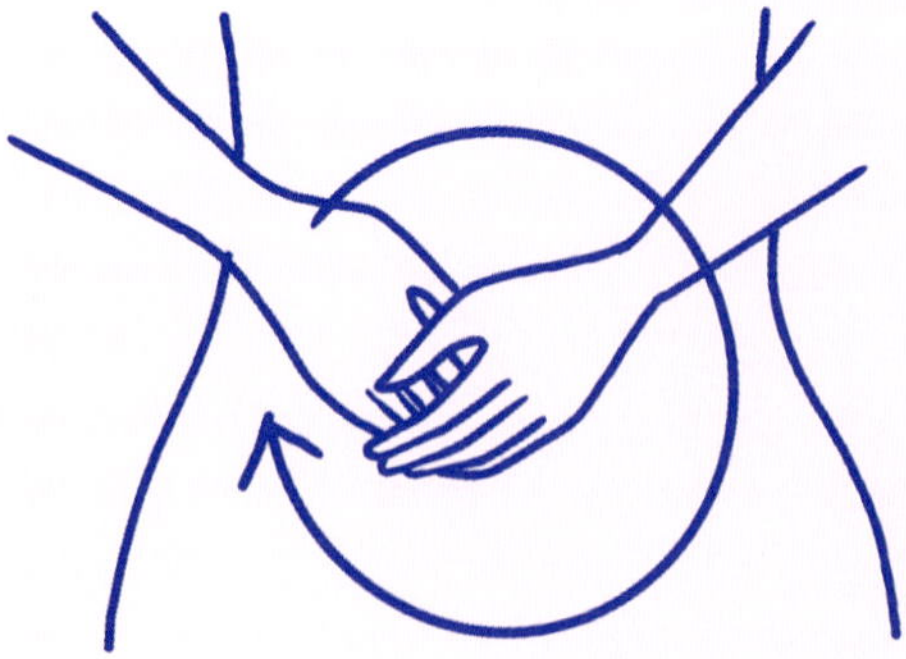

STEP 6.

両手を重ね、STEP 2～5でもみほぐしたところを、手のひら全体でさらにゆるませるように押していきます。右側から時計回りに。

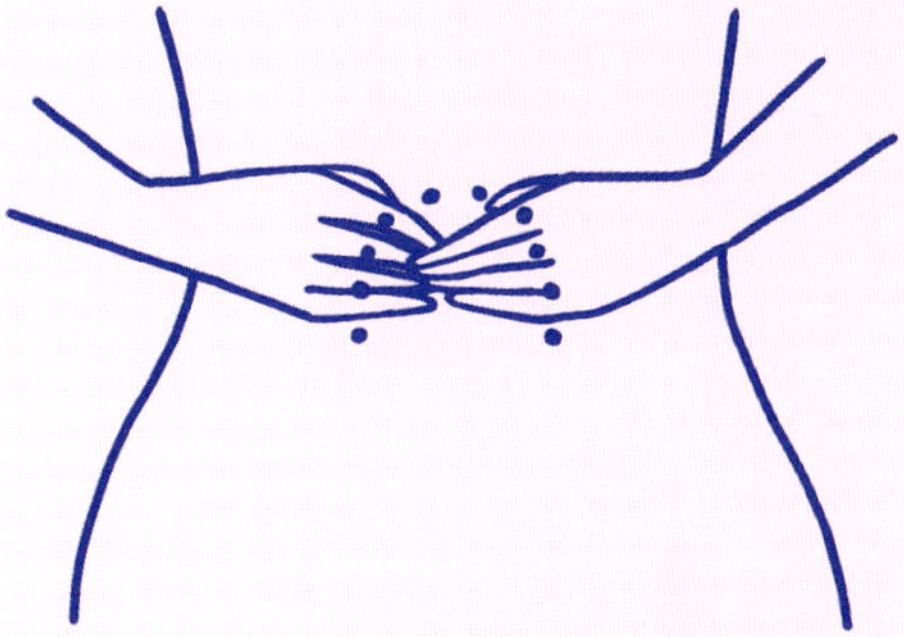

STEP 7.

これまでもみほぐした場所より少し上の、横隔膜のあたり（肋骨の下）も指の腹を使って押してゆるめていきます。呼吸が楽になります。

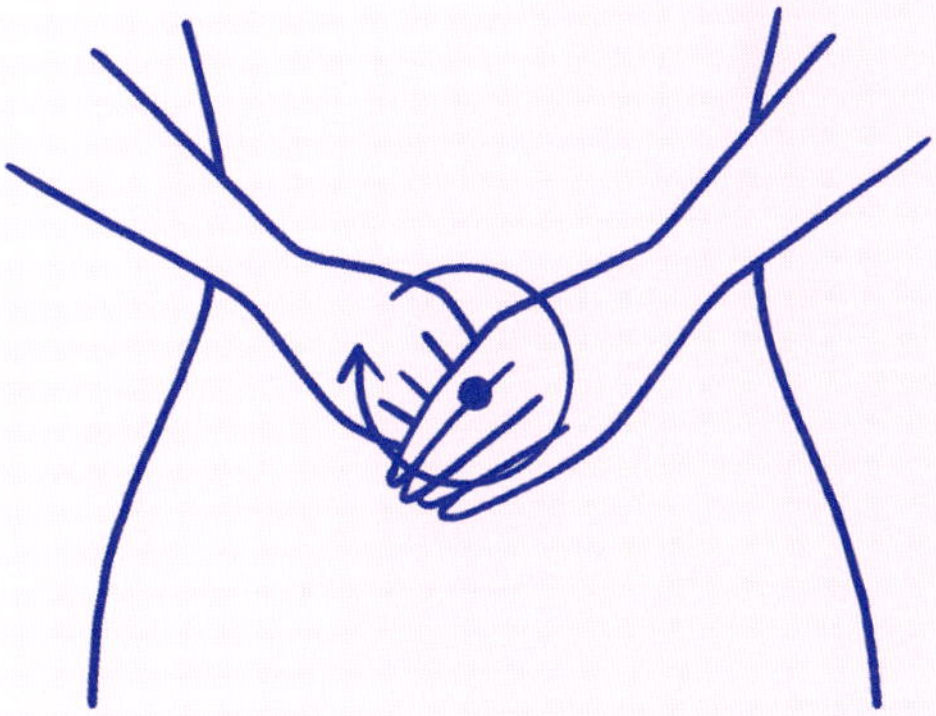

STEP 8.

最後におへその上に両手を重ね、手のひらでじんわりと押してととのえます。手を置いたまま、３回深呼吸して終了です。

DOCTOR'S NOTE

THEME:

注目してほしい CBDオイル

CBD（カンナビジオール）オイルをご存じですか？　大麻草から麻薬性を取り除いて抽出されるヘンプオイルと呼ばれるオイルが、慢性的な痛みや睡眠障害のケアにいいと、話題です。依存性がないこと、自律神経をととのえ、気分をリフレッシュするなどの効果は医療の現場でも期待されています。不眠や自律神経の乱れによるこころの問題は、現代病ともいわれるほど。眠れない、落ち込みやすいという方はCBDオイルという選択肢があることを、覚えておいてください。

THE PLACE
BEAUTIFUL SKIN
S MADE

CHAPTER

4.

これだけは覚えておきたい栄養素

腸や肌にいいおすすめの栄養素

健康な肌とからだを維持するために欠かせないと私が考えているのは、ビタミンB群、酵素、ビタミンA、鉄、亜鉛、ビタミンD、ビタミンC、コラーゲンなどの栄養素です。それぞれの栄養素についてはこのあと詳しくご紹介します。

「野菜を積極的に食べています」「和食を食べるようにしています」という人もいらっしゃいますが、それでも現代人の多くは栄養が不足しがちです。栽培方法や加工方法が変化し、たとえ昔の人と同じものを食べていたとしても、昔と同じ量の栄養素が摂れているとはかぎらないのです。むしろ、食べているつもりでも、消化・吸収がうまくいっていないなどの理由できちんと栄養を摂れていないことが多く、ダイエット等で食事制限されている人は、とくにその傾向が強くなっています。

腸の粘膜がスムーズに働くのは豊富な材料があってこそ。材料が足りないと、肌にも十分な栄養は届きませんし、美しい肌を手に入れることもできません。

そして、栄養素が不足すると、腸内に悪玉菌が増え、体内の鉄や亜鉛を奪いとっていくという怖い現象も。悪玉菌はゼロでもダメなのですが、腸内細菌バランスをととのえるためにも、まずは、食事から栄養素を意識して摂取すること。さらに、生活スタイルなどから不足しがちな栄養素はサプリメントで補いましょう。

亜鉛は食後に、酵素は食事とともになど、摂り方を工夫すれば、効率よく摂取できるのもサプリメントのいいところかもしれません。

【栄養素】
01

ビタミンB群

腸と肌のために積極的に摂りたい栄養素

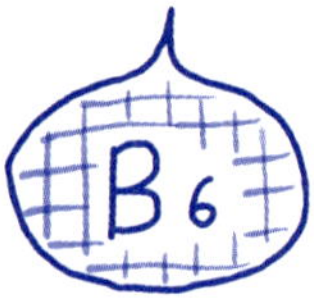

こんな人に摂ってほしい

- □ 腸のコンディションが悪い
- □ 口内炎や肌荒れが気になる
- □ 目が充血しやすい
- □ 疲労感が抜けない
- □ うつっぽい
- □ 精神が不安定

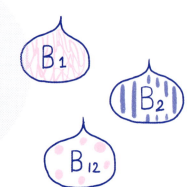

【摂り方】

★豚肉　★納豆
★かつお　★レバー
★ほうれん草

B群は水溶性ビタミン。具沢山の味噌汁、鍋物、野菜スープなどで、丸ごとたっぷりの摂取を。

ビタミンB群は、私たちが生きるためのエネルギー源として不可欠な栄養素。タンパク質の生成や糖の分解、代謝、あらゆる酵素の補酵素として働き、じつは腸内細菌もつくってくれます。

中でもB_6はキングオブビタミンと呼ばれるビタミン、B_2、B_{12}とともに美肌のビタミンとしても有名です。現代人はB群が不足気味といわれていますが、その理由は、加工食品の過剰摂取、

ストレス、抗生物質の長期使用など、食生活やライフスタイルの影響が大きいよう。ビタミンB群が不足すると糖質の代謝が悪くなるので、日中眠くなる、といった人は積極的に摂取しましょう。ベジタリアンの人はB_{12}が不足しがちで、脳が興奮状態になりやすいことがわかっています。

B群は単体では効果を発揮しにくく、お互いに補完しながら働いているので、群として摂るのが理想です。

【栄養素】
02

酵素

消化が苦手な人に必要な善玉菌のカギ

こんな人に摂ってほしい

- □ 消化不良
- □ 便秘
- □ 血流、血行が悪い
- □ 肉や生野菜をよく食べる
- □ お腹が張りやすい

【摂り方】

★パパイヤ ★大根
★キウイフルーツ
★キャベツ ★味噌

生のフルーツや野菜から摂取するのも良いが、食事だけでは不足することも多く、サプリメントでの補充も。

ビタミンやミネラルなどの栄養素を上手に活用するために必要なのが酵素。私たちの生命活動の主役といっても過言ではありません。酵素は少なくとも3000種類以上はあり、それぞれがひとつの働きを担っています。

まず、消化が苦手な人に摂ってほしいのが消化酵素。加工食品の増加、タンパク質の構造が変化する電子レンジの普及など、現代の食事は通常の酵素では分解しにくく、消化されないまま腸の中で腐敗、腸の粘膜を傷つけている人が増えているからです。血が汚れてしまうのも酵素不足によるもの。お肉が好きな人は腸内環境をととのえるためにも、積極的にサプリメントなどで補ってほしいのです。酵素サプリメントは食事の前後に摂るのがいいでしょう。新鮮なローフード（生のフルーツや野菜、肉、魚など）や発酵食品にも多少は含まれています。

【栄養素】
03

ビタミンA

肌のうるおいや粘膜を助ける脂溶性ビタミン

こんな人に摂ってほしい

- □ 視力の低下、ドライアイ
- □ 乾燥肌
- □ 粘膜が荒れやすい
- □ 風邪をひきやすい
- □ 紫外線をよく浴びる

【摂り方】

★豚・鶏レバー　★にんじん
★モロヘイヤ　★うなぎ
★あんこうの肝

油に溶けると吸収力が良くなるため、野菜は炒め物がおすすめ。生野菜にはドレッシングを。

免疫システムや正常な生殖、内臓機能の働きに欠かせないビタミンAは大きく分けて2種類あります。豚・鶏レバー、うなぎなどの肉や魚、乳製品に含まれるレチノールと、にんじんやかぼちゃなど植物由来食品に多く含まれるβカロテンで、βカロテンはいったん貯蔵されて、必要に応じて働いてくれます。

ビタミンAが不足すると、ドライアイや視力の低下、皮膚や粘膜の乾燥、免疫力低下などの症状が。とくに肌が乾燥する、アレルギー体質で粘膜が荒れやすい人は積極的に摂ることをおすすめします。ビタミンAは脂溶性なので、料理の際は油と一緒に摂ると吸収力が高まります。サプリメントで補充する場合、過剰に摂取し過ぎると、頭痛やめまいなどの健康障害を引き起こす原因にもなるので注意を。

【栄養素】
04

鉄

補酵素として働く大事な栄養素

こんな人に摂ってほしい

- □ 貧血
- □ 色素沈着しやすい
- □ くすみが気になる
- □ 筋肉がつきにくい
- □ 爪が割れやすい
- □ 疲れやすい

【摂り方】

★レバー　★煮干し
★岩のり　★しじみ
★ごま

味噌にも鉄分は含まれるので、しじみの味噌汁などは最強。貧血の人はレバニラ炒めを。

毎月、生理がある女性の多くが鉄分不足。貧血になりやすい人はもちろん、タンパク質をつくるうえで必要なので、筋肉をつけたい人にもおすすめなのが鉄です。そして、あまり知られていませんが、シミや色素沈着にも有効です。それはシミや色素沈着のもととなるメラニンの分解に必要なカタラーゼという酵素を働かせるのが鉄だからです。レバーなど、食事からはもちろん、サプリメントでも積極的に補いたいミネラルです。ただし、鉄は一度、腸の粘膜に貯蔵され、必要な分のみ吸収されるので、一度で多量に摂取し過ぎても効率がよくありません。

鉄をはじめとするミネラル成分は絶妙なバランスで成り立っていて、補酵素として活躍してくれるもの。必要量のみを摂るようにし、補完できることが理想です。

【栄養素】
05

亜鉛

傷や細胞ダメージの修復に。日焼けあとが戻りにくい人にも

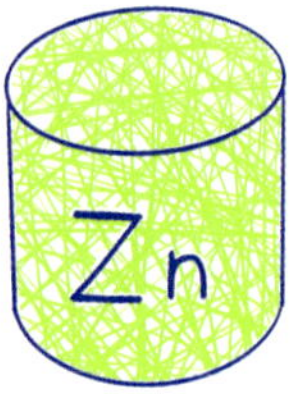

こんな人に摂ってほしい

- □ 味覚障害
- □ 傷が治りにくい
- □ 日焼けあとが残りやすい
- □ 肌や髪がカサカサ、パサつく
- □ 酒量が多い

【摂り方】

★牡蠣　★豚レバー
★カニ　★牛肉
★玄米

亜鉛はビタミンCと一緒に摂ると吸収しやすくなる。牡蠣にレモンをかけるのは生活の知恵。

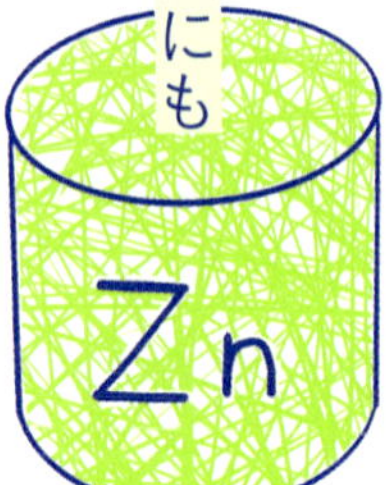

有害金属のデトックスに有効であり、体内に備わるさまざまな酵素の働きを助けてくれるのがミネラル類です。なかでも亜鉛は、不足しがちなミネラルのひとつです。

亜鉛が足りないと味覚障害になりやすく、日焼けあとがなかなか元に戻らない、傷が治りにくい、肌がくすむ、などの要因に。タンパク質の代謝を促してくれるので、肌や髪に艶がない、パサつきやかさつきに悩む人にも不可欠。美しい肌と髪を維持するための必須ミネラルといえます。

また、汗とともに流出されやすいものなので運動量の多い人、アルコールによって吸収が阻害されてしまうため、アルコールをよく飲む人にも。

亜鉛は胃に刺激を与えやすいので、サプリメントで摂る場合は空腹時を避け、食後に摂るといいでしょう。

【栄養素】
06

ビタミンD

日本人に不足しがちな、免疫に関わる栄養素

こんな人に摂ってほしい

□ 免疫力の低下
□ 骨の問題
□ 風邪をひきやすい
□ 肝臓障害
□ アレルギー体質
□ 紫外線に当たらない

【摂り方】

★魚の干物　★いわし
★きのこ類
★きくらげ　★卵

油に溶けると吸収力が良くなるため、炒め物にしたり、ごまなどの種子類と一緒に摂るのがおすすめ。

日光を浴びることで、体内で合成することができるビタミンD。ところが近年、紫外線による肌への害が叫ばれるようになってから、紫外線を避けることによるビタミンDの不足、といった新たな問題が浮上しています。血液検査でビタミンDの含有量を調べると、かなり少ないという人も多く見られます。

ビタミンDが不足すると、カルシウムの吸収率も下がるため、骨を丈夫にするためには必須の栄養素です。

また、冬になるとインフルエンザが流行りますが、ビタミンDの合成量が低下していることも原因のひとつ。肝臓や腎臓の解毒器官の働きにも必要です。アレルギー体質の人も、ぜひ摂ることをおすすめします。さらに、最近は抗がん作用で注目されています。

【栄養素】07

ビタミンC

美肌や抗酸化に。頑張っている人は積極的に摂りたい

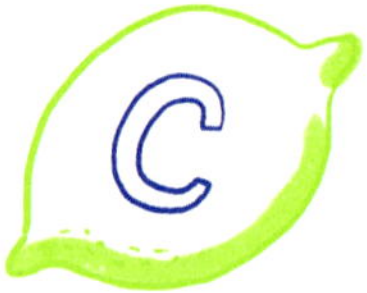

こんな人に摂ってほしい

- □ 肌荒れやハリ不足
- □ シミや色素沈着が気になる
- □ 風邪をひきやすい
- □ ストレスフル
- □ 疲れやすい
- □ 糖分・甘いものをよく摂る

【摂り方】

★赤・黄ピーマン
★アセロラ　★ブロッコリー　★芽キャベツ

フルーツではキウイなども含有量が多い。最近はケールなどの野菜も注目。サプリメントを摂るなら空腹時に。

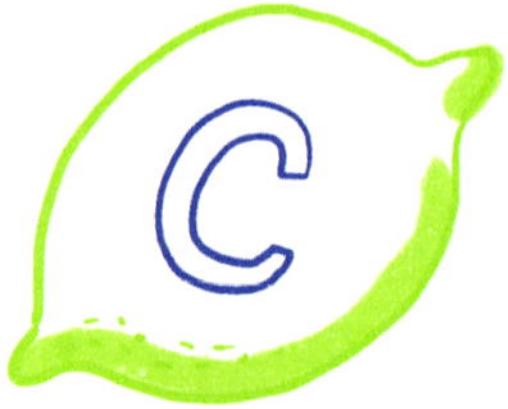

私たちにとってもっとも身近な栄養素、ビタミンC。鉄分やカルシウムなどのミネラルの吸収を促進したり、コラーゲンの生成などに必要な水溶性ビタミンです。不足すると疲れやすくなり、顔がくすむ、筋肉量が低下、心臓や呼吸障害などの引き金に。

よく知られるのはメラニンの生成を抑え、日焼けを防ぐ効果やストレスや風邪の予防、体内の酸化を防ぐ働きなど。ビタミンCを積極的に摂ってほしいのは、忙しく頑張っている、糖分を過剰摂取している人です。忙しい人ほど副腎のコルチゾールを使い過ぎ、糖分を摂取し過ぎの人は、免疫機能の低下にさらされやすいからです。ストレスを感じるとからだが酸化しやすいため、ビタミンCで抗酸化を。最近ではがん治療の最前線でもその効果が期待されています。

【栄養素】

08

コラーゲン

美肌の素。細胞間を密に保つタンパク質

Collagen

こんな人に摂ってほしい

- □ 肌のハリや弾力の低下
- □ 乾燥肌や小ジワ
- □ 眼精疲労
- □ 関節痛や骨粗しょう症

【摂り方】

★牛すじ　★鶏軟骨
★フカヒレ　★サケ
★サンマの開き

魚は、皮と身の間にコラーゲンが多く含まれているので、できれば皮も残さず食べると良い。

Collagen

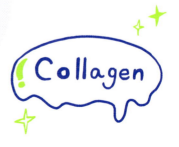

私たちのからだをつくるタンパク質の約30％を占めるコラーゲン。皮膚、靱帯、腱や骨、軟骨などの構成成分で、細胞間を埋めるノリのような役割を担っています。胃や腸、血管壁等もコラーゲンは不可欠で、とくに皮膚においてはコラーゲンが約70％も占めています。

ハリや弾力を形成する美肌の素としてご存じの方も多いと思いますが、細胞同士が活動しやすい環境づくりにも欠かせないものです。

加齢に伴い減少するコラーゲンを効率よく摂取するためには、普段から良質なタンパク質を積極的に摂取すると同時にコラーゲン活性化のために、ビタミンCやカルシウムを一緒に摂ることがおすすめです。また、適度な運動がコラーゲン生成を促すことも忘れずに。

DOCTOR'S NOTE

THEME:

メタトロン

メタトロンは人間の発する周波数と外部からの波動を共鳴させることで病気や体調不良の原因を探る、ロシア人科学者が開発したエントロピー測定器です。西洋医学を礎《いしずえ》に、ホリスティックな視点から統合的に診断することができるため、クリニックでは日本人向けの新機器をいち早く導入。遺伝子レベルに至る約２６００カ所を測定し、病気を推測したり、未病の状態を予測したりと、診療に応用しています。

THE PLACE
BEAUTIFUL SKIN

CHAPTER

5.

肌とこころはリンクしている

クリニックに来られる
患者さんの多くが抱える、肌の悩み。
ニキビや吹き出物、シミやくすみ、アレルギーなど、
症状はさまざまですが、みなさんに共通しているのは、
どこかハッピーではない気持ちが見え隠れしていることです。
不安や不満、どうしていいかわからないジレンマ。
肌表面の悩みを引き起こしているのは、
じつはストレスやこころの有り様だったという場合もあるのです。

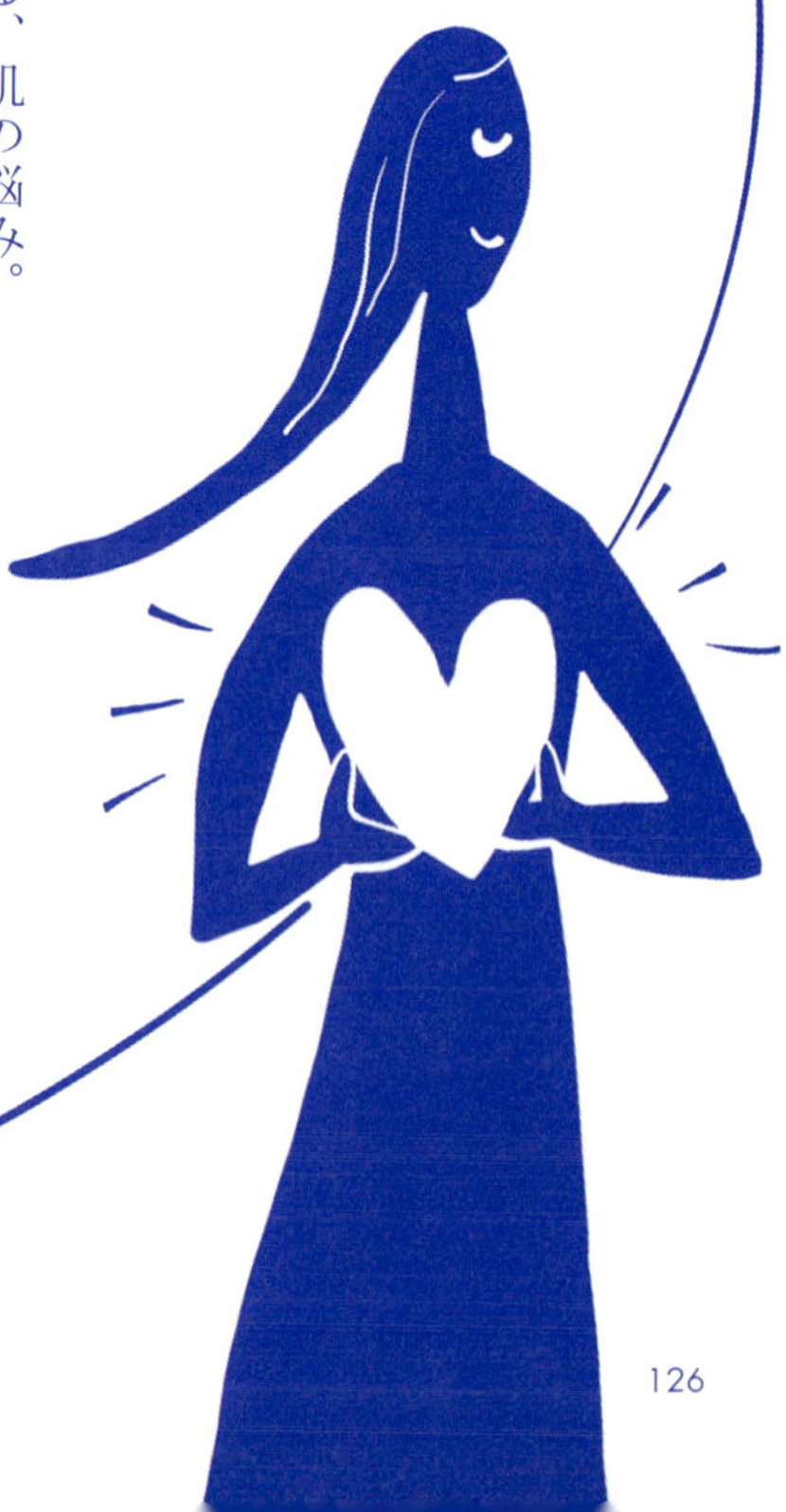

「健康でいるためには、何をすればいいですか?」
「私には何が足りていないんですか?」
そんな相談も増えています。

みなさんが望んでいるのは、吹き出物に塗る薬や
処方箋だけではなく、ストレスやこころとの向き合い方。
なぜなら、肌のコンディションはこころの状態と
リンクしていることを、じつは知っているからです。

健やかな肌を育むために必要なのは、
こころの中の声に、耳を傾けてあげること。
今の自分に向き合う、そんな時間の持ち方を
一緒に考えていきたいと思っています。

“治癒を促す言葉の力”

〝反戦運動には行かないけれど、
平和運動には行く〟

と語ったマザー・テレサの言葉の裏には
戦争にフォーカスするのではなく、
平和にフォーカスすること。
そんな深い意味が込められています。

世界中の人々から慕われたマザー・テレサのこの言葉に、はっとしたことがあります。反戦運動は戦争にフォーカスする、その視点こそが戦争を長引かせる要因になっていると。思考や言葉には人のこころを動かすパワーがあります。

常に病気のことばかり考えている人は、病気を引き寄せてしまうものですし、吹き出物を気にし過ぎる人は、なかなか肌荒れがよくならないことも。ポジティブな思考や言葉にフォーカスできる人は早く治癒に導かれる、そういうメッセージだと思うのです。

”量子力学という考え方“

クリニックの開業にあたって、より深い知識が必要だと感じ、栄養学を学ぼうと決意。そのときに改めて向き合うことになったのが、「量子力学」です。量子力学といえば、スーパーカミオカンデやノーベル賞を受賞したニュートリノは耳にしたことがある、という人もいらっしゃるのではないでしょうか。

簡単にいうと、原子よりも小さな粒子である量子の動きを研究する物理学のこと。この世界にある物質は、すべて目に見えないほど小さい単位の量子から成り立っていて、それぞれの量子が振動しながら周波数を形成しています。量子の周波数をとらえることで、目に見えないほどの微細な量子を観察、ホリスティックな医療にも応用されています。クリニックでいち早く採用した、人間の発する波動と外部からの波動を共鳴させることで、病気や体調不良の原因を探るエントロピー測定器メタトロン（P124参照）も、量子力学に基づいたもの。レントゲンやCTスキャンレベルではわからないほどの微細な細胞の変化を、波動の乱れから発見することができます。

米国では、量子ヒーリングが確立されており、治癒をもたらす周波数の研究が続けられています。528Hzという奇跡の波長があるという話を量子ヒーラーの権威から伺ったこともあります。日本でも手当といったおばあちゃんの知恵的な民間療法がありますが、これらも波動による治癒が目的なら、量子力学的な発想に近いのだと思います。臓器それぞれに、そしてDNAから言葉や音にまで、波動はすべてに存在しています。それらの小さな変化を未病段階で発見できれば、医療の可能性は大きく広がっていくと思うのです。

”植物は声をかけると応えてくれる“

日本では、古くから言葉そのものに霊的な力が宿っていると信じられてきました。今でも使われている「言霊《ことだま》」がそうです。

ポジティブな言葉には、良い方向に導くエネルギーがあります。たとえば、こんな話を聞いたことはありませんか？

「枯れ始めた植物に、”きれいだね、ありがとう“と毎日声をかけてあげたら、みるみる息を吹き返し、花を咲かせた」「具合の悪いペットに、”治りますように、いいこね“とせっせと声をかけていたら、ぐんぐん回復した」など。

”スピリチュアルな世界の話？“なんて思う人もいると思いますが、量子力学

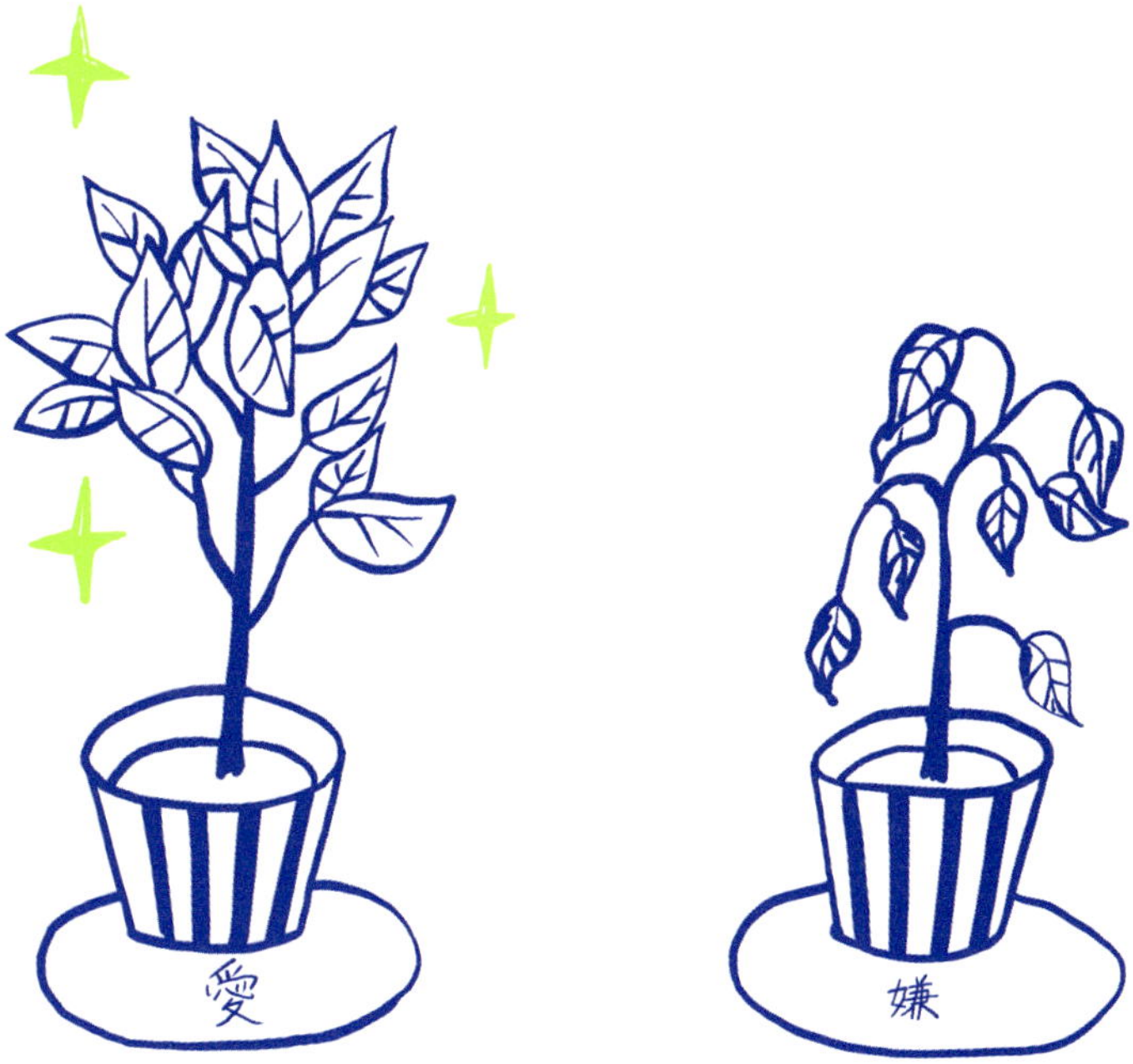

たとえば片方の植物には「愛」、もう片方には「嫌」と書いてみる。環境にもよるけれど、育ち方がまるで変わってくることも

の世界ではごく自然なこと。発する言葉にはエネルギー、つまり波長があるからです。植物にポジティブな言葉をかけてあげることで、プラスの波長が生まれ、息を吹き返したとしても不思議なことではありません。「ありがとう」や「嬉しい」という言葉にはプラスに共鳴する波長があり、ネガティブな言葉にはマイナスの波長があるのですから。不思議ですが、本当の話。

”こころが治癒力を左右するプラシーボ効果“

西洋医学で行われている臨床試験のお話をしたいと思います。新薬の臨床試験を行うときは、必ず被験者を設定します。その際、新薬を摂取する人と、偽薬を摂取する人がいます。それぞれどちらが新薬で、偽薬かは知らせずに摂取するのですが、じつは、偽薬を摂っても新薬と同じ薬理作用が認められることがあります。これが暗示的効果、プラシーボ効果です。

信じることや思い込むことで治癒効果が得られるという

エビデンスは、科学的には未解明のままですが、量子力学においてはごく自然なこと。

人の意識や思いが、プラシーボ効果をもたらすのですから、否定的なマインドや疑い深い人、マイナス思考の人では、いい効果は期待できません。実際に、プラシーボ効果が得られる人は3割程度というケースもあります。

「病は気から」という言葉があるように、ポジティブな発想やこころの有り様が、からだの免疫力や自然治癒力に影響を与えているというのは、実際にあることなんです。考え方ひとつで、自分の潜在能力は変えられると思うのです。

”感情によって変わるモノの周波数“

言葉に周波数があるように、量子力学では、思考や感情にもそれぞれ周波数があり、物事に影響を与えていると考えられています。つまり、ハッピーな感情も罪悪感などの負の感情も、それぞれ自分の細胞に影響を与えているということです。

たとえば、料理をするときにイライラと怒っていたりすると、負の波長がタンパク質の立体構造や水の分子構造を変えてしまいます。不思議に思われるかもしれませんが、実際にたばこを吸っていても、健康で長生きされている人がいるように、罪悪感を持たず、いい周波数を発していれば、細胞に悪い影響を与えずにすむこともあるということです（もちろん、吸わないに越したことはありませんが）。好きな人と楽しく食事できていれば、加工食品や甘いものを多く摂取しても、悪玉菌が増え過ぎないという例が少なからずあるのと一緒です。

クリニックに来られる患者さんでも、前向きでいい周波数の人は、改善のスピードが異なります。もちろん、無理に元気でポジティブでいようと頑張り過ぎるのも決して良くはありません。こころから楽しく、自然な状態でいい波長を生み出せるよう、こころがけたいものです。

”症状も気持ちひとつで大きく変わる“

クリニックにはさまざまな患者さんが来られます。診療を通して実感しているのは、患者さんと医師との信頼関係が深ければ深いほど、早く治癒に導くことができるということです。

患者さんが医師の診断を信頼し、その治療を信じてくれるかどうかで、波長も治癒効果も大きく変わってくるのです。

一般病院勤務時代は、３分診療が通常で、処方箋を出すだけで終わってしまう医療に疑問を感じていました。とくに、肌とこころの問題はリンクしているのに、肝心の話を聞く時間がなかったとしたら、その人自身も医師にこころを開くことはできませんし、根本的な解決にもなりません。患者さんとの信頼関係を築く難しさを痛感した経験から、現在ではひとりひとりの診療時間を長めにとるようにこころがけています。

一度、いつも通っている皮膚科が混んでいるので、薬だけ処方してほしい、という人が来られたことがあって、最初はコミュニケーションがとれている実感がなかったのですが、途中からがらりと印象が変わったのです。

検査の結果や医学的知見を信じてくれているかは、患者さんの態度や振る舞いでなんとなくわかりますが、打ち解けてもらえたという確信と同時に、その人はみるみる回復されていきました。

常にこころがけているのは患者さんを否定しないこと。たとえ食生活や自己診断などに誤りがあったとしても「ダメ」とは言わず、一緒に正解を導き出せるようなスタンスをこころがけています。

”自分のからだをいたわる“

自分の感情や思考ひとつひとつが波長を生み出し、周波数を決めているのだとしたら、普段から自分の細胞にもいい波長を送ってあげたい、そう思いませんか？　情報過多で複雑な現代社会ではストレスも多く、つい「疲れた」「忙しい」などと愚痴りがち。でも、そんな負の感情や思考が自分自身の細胞を傷つけてしまうのですから、少しでも自分をいたわる言葉を発するよう、こころがけたいものです。

たとえば、オーバーワークの日は、「今日は1日、よく頑張ったね、ありがとう」、飲み過ぎてしまったときは「私の肝臓、頑張れ」など、ぜひ、声をかけてあげてください。私自身も1日の最後には、湯船に浸かりながら自分のことを褒めてあげたり、お腹をさすってあげたり。スキンケアの時間には、肌に触れながら、「肌の調子、いいね」と褒めてあげることも。手当、言葉当てといわれるように、1日頑張った自分をねぎらい、自分のからだに手を当ててあげ、「ありがとう」の気持ちでいると周波数がととのってくるようです。そうすることによって、1日の最後は心地よく眠りにつくことができるでしょう。

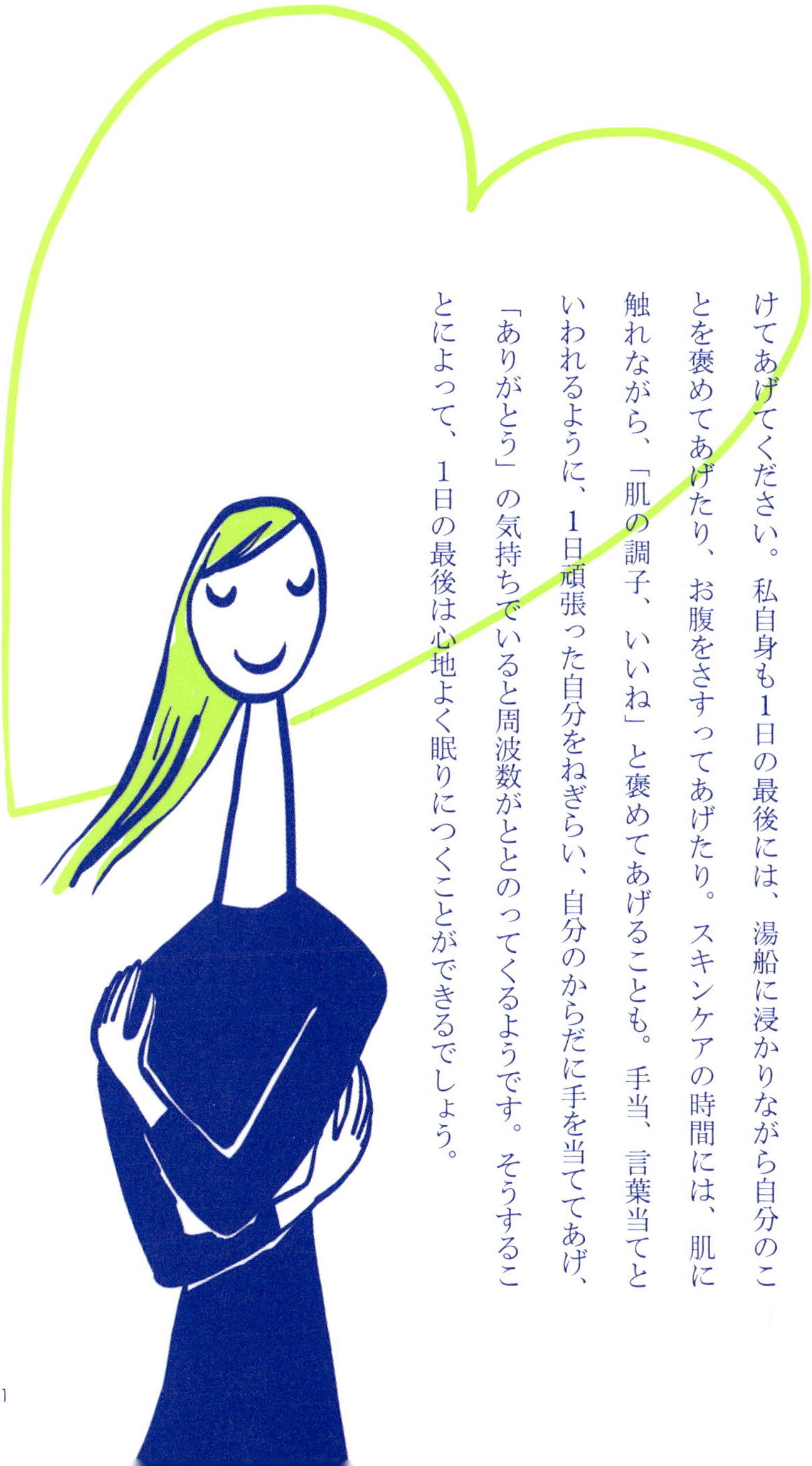

❝思考はポジティブに❞

マザー・テレサの言葉を例に、ポジティブな思考が与える治癒力についてお話させていただきましたが、このポジティブな波長は、腸の消化酵素の分泌量にも大きな影響を与えています。

たとえば、ニキビや肌荒れなど、肌の悩みで来られる患者さんの中にも、その症状にばかり意識がいってしまい、ついついマイナス思考に陥りがちな人が多く

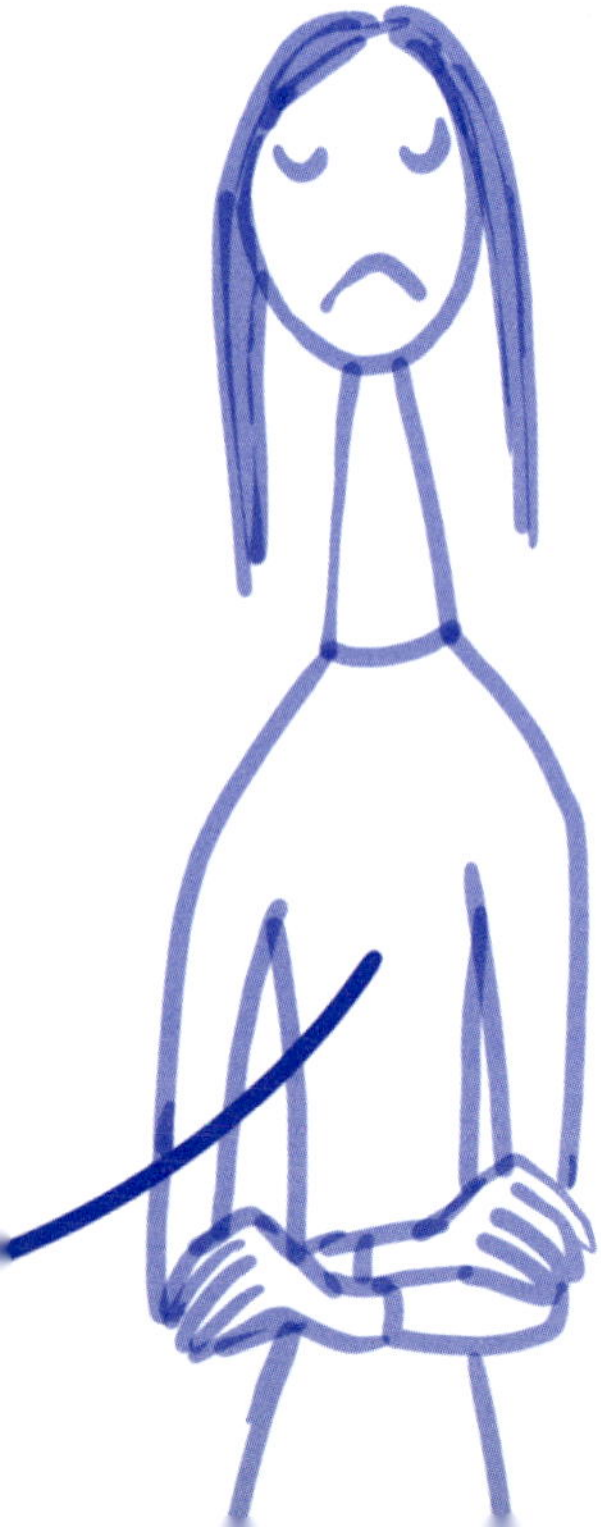

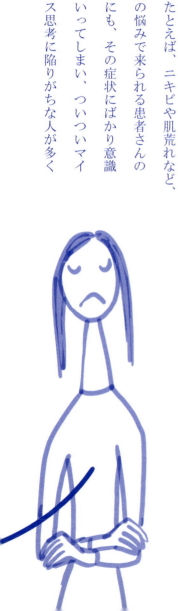

いらっしゃいます。波長が乱れることで腸内の環境が悪化、便秘が進行し、ますますニキビや肌荒れを進行させてしまうのです。一方で、大好きな人や友人といつも楽しく食事をしている人は、ポジティブな波長のおかげか消化酵素が活性化。ジャンキーなものや悪玉菌が増えそうな添加物の多いものをよく食べていても、肌はツヤツヤという方もいます。

私自身は、母親から「まあ、いいか」という中庸の精神を受け継いできました。ポジティブになろう！　と無理をする必要はありませんが、前向きな想いや言葉が波長を変え、消化酵素の働きを活性化させているとしたら？　ものごとを素直にとらえられるほうが得だと思うのです。

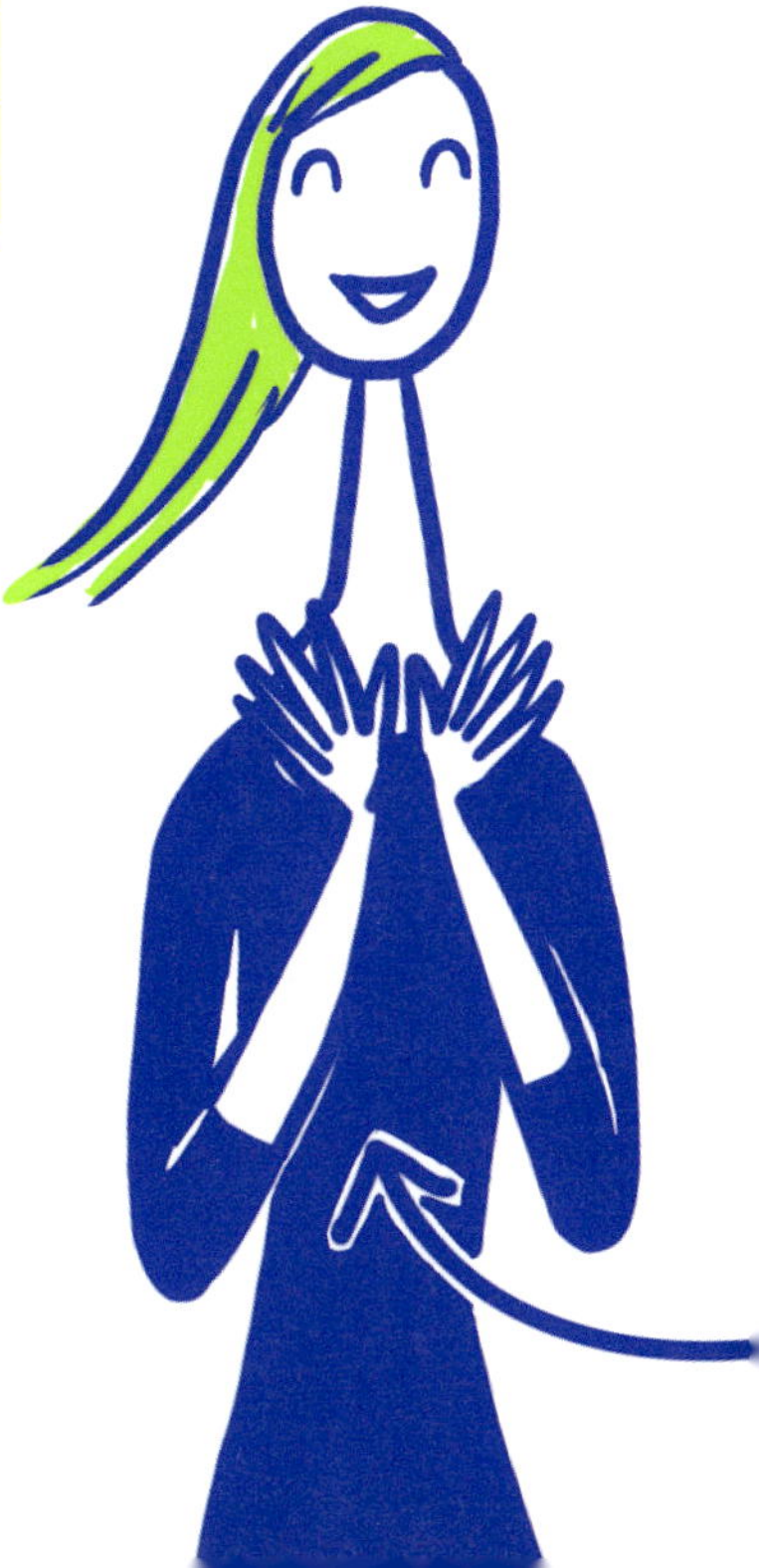

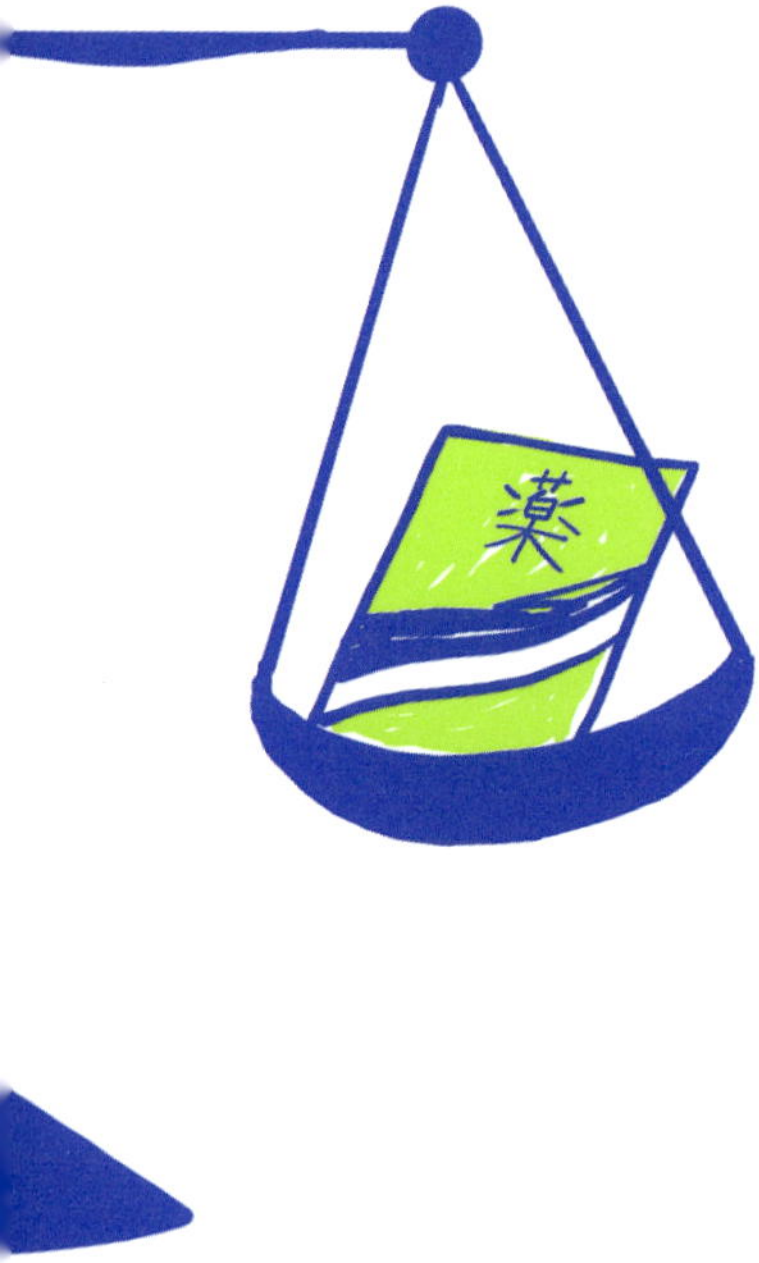

”バランスを大切にする“

たまに「オーガニックでなければいけない」「薬は絶対、摂らない」「サプリメントには一切頼りません」といった、極端な人がいらっしゃいます。もちろん、とことんこだわることを、楽しんでいられればいいのですが、ストレスになるようだとかえって波長を乱す要因に。大事なのは自分がこころから楽しいかどうか、ストレスを感じていないかどうか

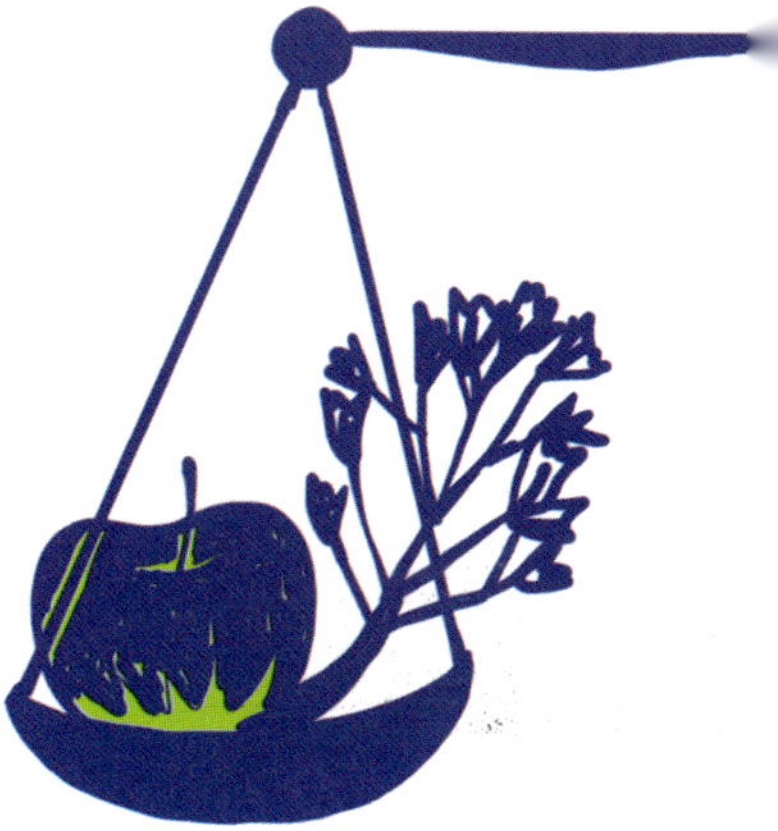

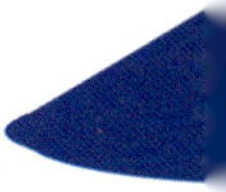

です。

何かにとらわれていると思ったら、ひと呼吸おいて、自分自身のこころの声を聞いてあげましょう。

私自身も、ワインが好きなので、お酒は絶対ダメ、などととらわれず、飲んだ次の日はサプリメントで補うなどバランスをとればいいと思っています。大事なのは楽しいかどうか、そして自分らしくいられるかどうか、今の自分を好きだと思えるかどうか。自分らしいバランスが見つかれば、医師としても常にいい状態で患者さんに接することができるのではないか、そう思っています。

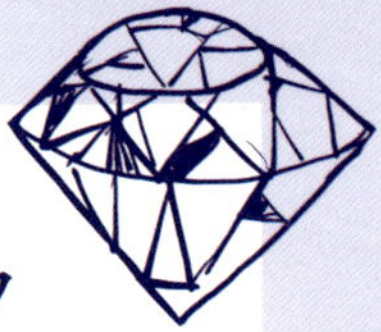

まいこ先生のポジティブライフ
5つの心得

私が日常生活の中でこころがけていること。
ほんのちょっとしたことですが、少し意識するだけで、
毎日が楽になっているように思います。

☑ 朝の時間を大切にする

1日を心地よく始められるかどうかは、朝で決まります。なので、悪い情報を取り込まないよう、朝はニュース番組を見ません。朝陽を浴びてビタミン類やミネラルを補給し、バターコーヒーで活動モードにスイッチします。

☑ 自分のいいところを見つけて褒める

鏡を見て自分自身を褒めるようにしています。ただし、それで終わりではなく、「肌がきれいで嬉しい！」という感情まで強く意識すると、自分の意識も内なるものから上がっていきます。

☑ 楽しく食事する

お酒も好きですし、外食も多いのですが、食事は好きな人と楽しくがモットー。食事のときは不平不満を言わず、ゆっくりと時間をかけて料理や楽しい話題にフォーカスすると、消化・吸収が良くなります。

☑ 嫌なことは翌日に持ち越さない

クヨクヨしないほうではありますが、嫌なことがあったら楽しいことを考えたり、グッスリ眠って思考を切り替えるようにしています。他人と比較せず、自分軸を持ったら、あとまで引きずらなくなりました。

☑ 感情的にならない

もともと物事を俯瞰的に見るタイプではあるのですが、カッとしたり、感情的になると腸内環境が悪化、波長が乱れる要因に。感情的なストレスは溜め込まないよう、常に冷静な思考を習慣にしています。

この本を手に取ってくれたみなさまへ

現代人は、
このストレスフルな社会の中で
ものすごく頑張っています。
ＳＮＳなどの普及で、
物事のとらえ方は複雑になってきました。
こころもからだも、どこかでしんどいと
悲鳴を上げているのに、小さな変化を見過ごしてしまいます。
ストイックに頑張ることも大事ですが、

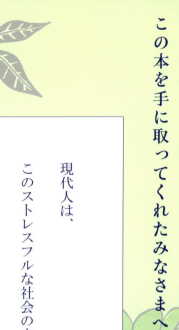

自分と向き合う時間を、ほんの少し増やしてみませんか。
鏡に映った肌の調子はどうですか？
今日は楽しく食事できましたか？

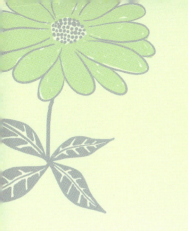

自分が心地いいと
感じる瞬間が
増えれば増えるほど、
こころもからだも、もっともっと
楽になれるはずなのです。

おわりに

子どものころから漠然と、医師になりたいと思っていました。研修医になってからは想像を超えるハードな日々でしたが、医師としての責任の重さや、命を預かっている自覚が強く芽生えたのはこのとき。そのあと皮膚科医として働き始めたころ、肌の悩みがこころの問題とリンクしていることを強く感じ、「なぜ人は病むのか」に興味を持つようになりました。皮膚科医としての診療はただただ忙しく、患者さんと向き合う時間がなく、対症療法メインの医療に疑問を感じ、ついに開業を決意したのです。

そこで改めて栄養学を学び直し、出会ったのがホリスティックに基づく医療でした。それまで疑問に思っていたことが、すべて腑に落ちたという感覚でした。ただ、西洋医学も含めてすべての医療に良さがあり、そのバランスを見極めることが大切。量子力学やアーユルヴェーダ、栄養学からの食事やサプリメントアドバイスなど、統合的な視点を診療にも活かし、私ならではのホリスティック医療を模索し続けています。大事なのは、個々に合った継続可能なケア、そして自分と向き合う時間。そんな想いが少しでも多くの方に伝われば、と願っています。

最後に、この本を手にとってくださった読者のみなさま、私の医療の芯となる部分を本にする機会をくださったワニブックスの青柳有紀さん、川上隆子さん、私の熱い想いをいつも明確な文章にしてくださる美容ジャーナリストの安倍佐和子さん、素敵なイラストを描いてくださったミヤギユカリさん、本の制作スタッフのみなさま、そして家族と友人、スタッフに心から感謝の気持ちを捧げます。

今後も、ホリスティックな治療を通して「柔軟性と寛容さ」の大切さを伝え、内面と外面の健やかさ、美しさを実現するお手伝いをしていけるように日々頑張りたいと思っています。

２０１９年３月　山﨑まいこ

DR. MAIKO'S RECOMMENDATION

山﨑まいこ先生のおすすめ品リスト

ここではより具体的に、
美しい肌をつくるためにおすすめしたい
ものをご紹介していきます。
すべて私が実際に使っているものです。
それぞれ、製造方法などにこだわりがあり、
「これでなければ！」という
理由があります。
また、後半でご紹介する
サプリメントなどは、
クリニックで処方しているもの。
医療機関でしか買えないものですが、
診療したうえで
その方に必要だと思われるものを
ご紹介しています。

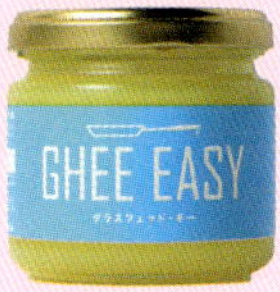

01

ギー・イージー
グラスフェッド・ギー

「ギーは含まれる油のバランスが理想的な食品で、バターのように余計な不純物が入っていません。このギーは伝統的な製法で作られていて、私も毎朝バターコーヒーにして飲んでいます。天然の牧草で飼育された牛から生まれた、オーガニックなギーとしても有名（EUオーガニック認証を取得）です」
ギー・イージー　100g　¥1,280／フラット・クラフト

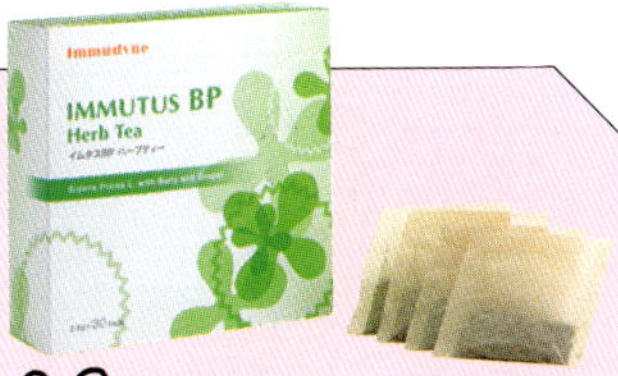

02

イムダイン
イムタスBP ハーブティー

「ビデンスピローサ（BP）は、30種類以上のポリフェノールを含む、宮古島に自生するハーブ。抗炎症作用に優れており、炎症防止にも、すでに炎症を起こした状態にも効果が期待できます。抗酸化作用があり、血糖値を下げ、アレルギー症状を抑えます。農薬・化学肥料・堆肥を一切使用せずに栽培されています」
イムタスBP ハーブティー　2.8g×30袋入り　¥4,000／イムダイン

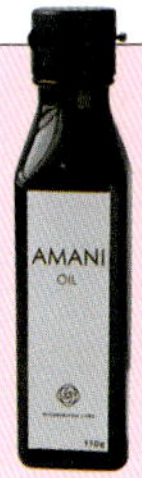

03

ヒトミビヨウラボ
アマニエクストラバージンオイル

「受注してから油を絞り始めるために鮮度が高く、本当の“絞りたて”を摂ることができます（搾油の日付も明記）。農薬を一切使わず栽培される亜麻仁を厳選、輸送も冷蔵という、徹底的なこだわりと品質管理の上質な亜麻仁オイルです」
アマニ　エクストラバージンオイル 110g 2,750円／ヒトミビヨウラボ

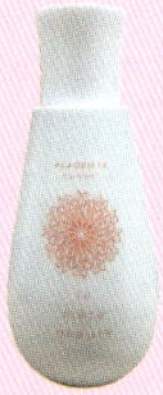

04

ラ・メル ボーテ
プラセンタ サプリメント

「私が初めて監修したサプリメントです。完全なハンドメイドで、手作業によって良い成分のみを抽出。細胞の修復を助け、血流を良くし、新陳代謝を高めます。とくに、肝臓や婦人科系に悩みがある方におすすめ」
2019年5月発売予定　プラセンタ サプリメント　120粒入り ¥12,000／まいこ ホリスティック スキン クリニック

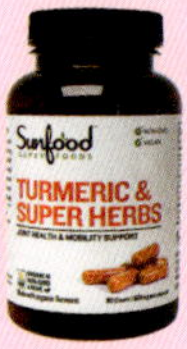

05

サンフード　オーガニック ターメリック&スーパーハーブ カプセル

「スーパーフードのパイオニア『サンフード』のサプリメント。ターメリック(ウコン)は漢方の世界でも上薬として知られ、「天然の抗生物質」ともいわれるほど。デトックス作用があるので肝機能を向上させることも。血行を促進させ、認知症予防など脳の機能にも良い、優れものです」
オーガニック ターメリック&スーパーハーブ カプセル　90粒入り　¥5,400／アリエルトレーディング

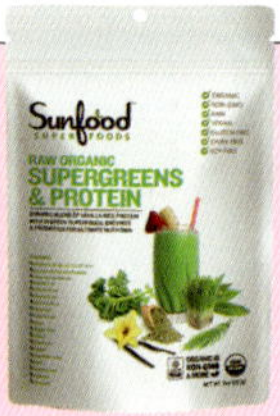

06

サンフード　オーガニック スーパーグリーンズ&プロテイン

「同じく『サンフード』の22種類ものグリーンスーパーフードとオーガニック玄米プロテインを含んだスムージー。タンパク質がないと美しい肌がつくれないことは、意外と知られていないかもしれません。食事で摂れるタンパク質の量は少なく、栄養を補う意味でも注目したいところです」
オーガニック スーパーグリーンズ&プロテイン　227g ¥4,500／アリエルトレーディング

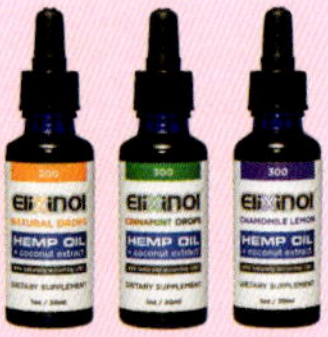

07

エリクシノール CBD オイル

「コラムでもご紹介した今注目のCBDオイル。『エリクシノール』のCBDオイルはヘンプから特殊な方法で抽出した純度の高いオイルで、スポイトで垂らした数滴を摂るだけでOK。シナモン&ミントやカモミールなど、天然のハーブエキスを加えたフレーバーは、お好みで」

左からナチュラルドロップス300、シナミントドロップス300、カモミールレモンドロップス300　各30ml　各9,800円／エリクシノール

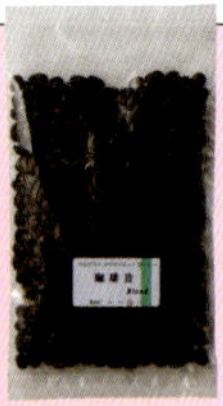

08

珈琲音 コーヒー豆

「栃木県佐野市にあるコーヒー店・珈琲音(カヒアン)が作る、こだわりのコーヒー豆です。コーヒー豆は、輸送の途中で傷んだりカビが生えたりと、何らかの欠点豆が混在しているといわれていますが、このお店では、ハンドピックでそれらの豆をすべて取り除き、適正な焙煎をしています。地方配送、発送あり」
自家焙煎珈琲　100g　¥670～¥2,800／自家焙煎珈琲 珈琲音

09

BARAKA　ジョルダニアン デッドシー ソルト

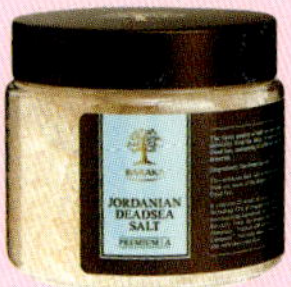

「昔から、病気の人が治癒のために入った死海。その死海の塩100％のバスソルトは、濃厚なマグネシウムとバランスのいいミネラルがからだを芯から温めてくれます。発汗作用もサポートし、デトックス作用も抜群。天然100％の無香料のため、アロマオイルを垂らして使ってもよいでしょう」
ジョルダニアン デッドシー ソルト
500g ¥3,800 ／ BARAKA

10

BARAKA キング オブ フランキンセンス

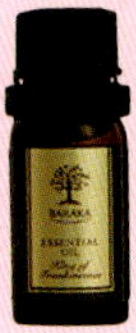

「嗅覚は最古の感覚器とされており、香りは脳とダイレクトにつながるため、是非とも大切にしたいものです。フランキンセンスにはこころをととのえる作用があり、瞑想にもおすすめ。精油をひとつかみの塩に垂らし、バスソルトとして使用したり、朝、ホットタオルに一滴垂らして使用するのもおすすめです」
キング オブ フランキンセンス
5ml ¥5,600/BARAKA

11

HARMONITY ブレインレスト

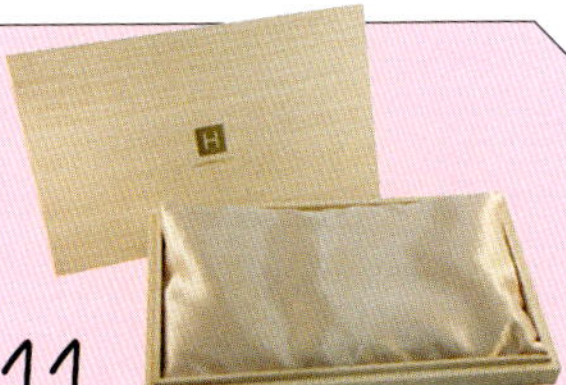

「パソコンと同じで、人のからだにも日々、バグ（不具合）が溜まっていきます。そんなバグをクリアにしてくれるのが、このブレインレスト。フランキンセンスの樹脂と、ヒマラヤ岩塩が入っています。これを使うことで眠りがとても深くなり、朝のスッキリ感が変わってきます。1日をクリアに始めたい人におすすめ」
ブレインレスト　¥7,000
／ HARMONITY

12

バイオプログラミング レプロナイザー 3D Plus

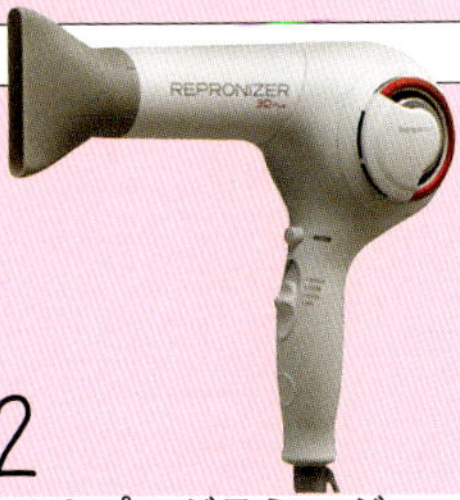

「髪を乾かしながら潤いのある美髪へ導くドライヤー機能搭載の美容機器。量子レベルの物理学の研究による最先端の独自技術バイオプログラミングの効果で、使うほどに美しく、艶やかに。髪はもちろんのこと、冷風を頭皮にたっぷりあてることで毛穴が引き締まり、肌の引き上げ効果も期待できます」
レプロナイザー 3D Plus（※グレード別に3種あり）¥38,000 ／バイオプログラミング

クリニック取り扱い品

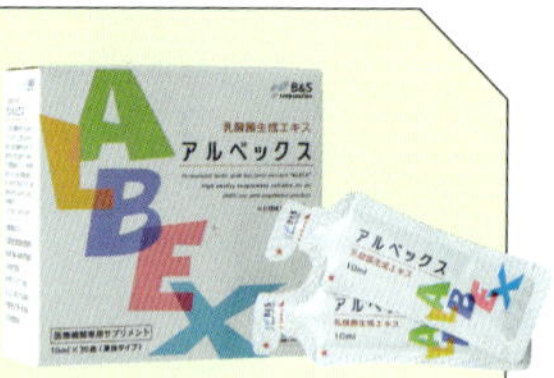

01

乳酸菌生成エキス
アルベックス

「生きた菌を摂取することで腸内環境を改善するプロバイオティクスもいいですが、外から乳酸菌を取り入れるのではなく、元々ある自分の乳酸菌を大切にする、プレバイオティクスこそおすすめです。この商品は、全国1,300以上の医療機関で採用されている、そんな乳酸菌サプリメントです」
乳酸菌生成エキス　アルベックス　1箱30包入り　¥8,000

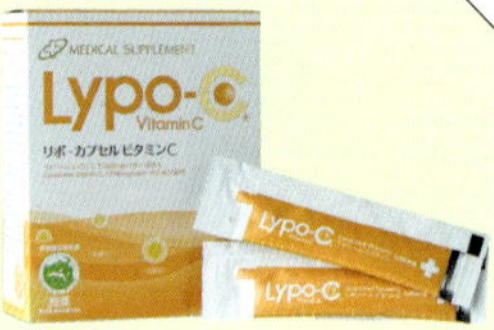

02

リポ
カプセルビタミンC

「数あるビタミンCのサプリメントのなかで、吸収効率がダントツに優れている商品。ビタミンCは口から摂取しても吸収されにくいのですが、これは点滴にも近い吸収力が期待できます。なおビタミンCは熱で壊れやすいため、冷蔵保存すること、水で飲むことをおすすめします。コラーゲンの生成にも不可欠な栄養素です」
リポ　カプセルビタミンC　1箱30包入り　¥7,200

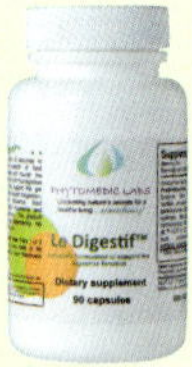

03

酵素サプリメンツ
レ・ダイジェスト

「消化を助けてくれる酵素のサプリメント。たくさん食べているのに、ちゃんと消化・吸収できていないというのは、酵素が足りていない場合があります。生サラダを食べたあとに胃がもたれるというのはまさにそれ。消化が苦手な人はもちろん、どんなタイプの人にもおすすめで、食事の前後に摂るといいでしょう」
レ・ダイジェスト　90粒入り　¥8,800

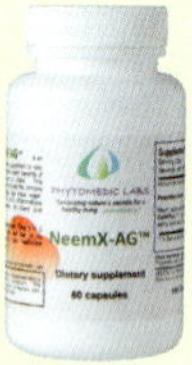

04

ハーブサプリメント
Neem X-AG

「奇跡の植物といわれるハーブ、ニームは抗菌・抗炎症作用に優れ、海外ではハミガキとして使われているほど。感染症やカンジダ菌などの予防にも使われています。同時に"クイーンオブスキン"と呼ばれ、肌のためのハーブでもあります。万人にいいサプリメントですが、肌荒れなど、不調のある人にはとくにおすすめです」
Neem X-AG　60粒入り　¥7,800

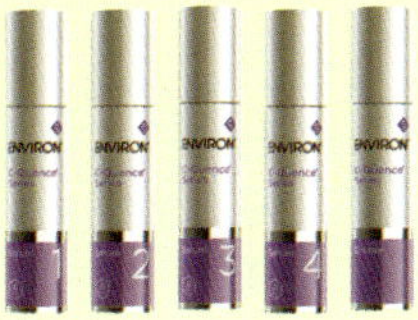

05
エンビロン
C-クエンスセラム＆クリーム

「肌をきれいにし、かつ底力を上げるためには、ビタミンAが不可欠。ビタミンAを肌に浸透しやすくする方法を開発したのがこの商品。セラムとクリームを併用することで、より良い相乗効果がみられます。正しい使い方をすれば、アトピー性皮膚炎を持つ方にも良い商品です」
左からENVIRON　C-クエンスセラム各 35ml　1 ￥15,000、2 ￥17,000、3 ￥19,000、4 ￥21,000、C-クエンスクリーム　35ml　￥13,000

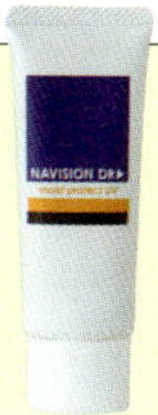

06
ナビジョン
日焼け止めクリーム

「10年以上にわたり、美容医療機関で販売されてきたスキンケアブランド。もともと美容クリニックで施術した後の、少し炎症を起こした状態の肌でも使えるようにつくられているため、敏感肌の方にも安心してお使いいただけます。この日焼け止めクリームは、紫外線から肌を守りながらスキンケアができる、肌に優しい商品です」

ナビジョンDBモイストプロテクトUV　25g　￥3,200

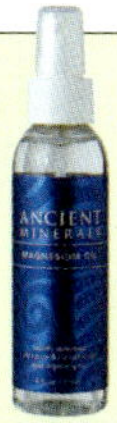

07
ANCIENT MINERALS
マグネシウムオイル

「栄養素のページでもお話ししましたが、農産物のミネラル含有量が減っていることもあり、現代人のミネラル不足は深刻です。とくにマグネシウムは、食品から摂取するより、経皮吸収のほうが効率的。このオイルは、ひじの内側などに塗ることでマグネシウムを吸収することができます。生活習慣病の予防などに」
ANCIENT MINERALS　マグネシウムオイル　118ml ¥2,200

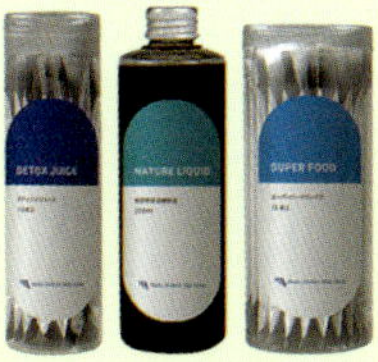

08
腸質スキンケアプログラム
ファスティングセット

「クリニックでは、『腸質スキンケアプログラム』という腸の質を根本から改善するためのオリジナルプログラムを用意しています。ドクターの個別監修によるメディカルファスティングもそのひとつ。こちらはオリジナルのデトックスジュースや野草野菜発酵原液、スーパーフードベースのサプリメントを組み合わせたセットです」
ファスティングセット　腸質スキンケアプログラムに含まれる

※こちらの商品の問い合わせ先は、すべてまいこホリスティックスキンクリニックとなります。

SHOP LIST

フラット・クラフト	03-5453-0081
イムダイン	0120-401-473
ヒトミビヨウラボ	03-6272-4687
アリエルトレーディング	0120-201-790
エリクシノール	0120-870-420
自家焙煎珈琲　珈琲音	0283-62-6074
BARAKA	03-5454-7200
HARMONITY	03-6875-3754
バイオプログラミング	0120-710-971

※商品の価格はすべて税抜き表示です。
※本書に記載されている情報は2019年3月現在のものです。
　商品の価格や仕様などは変更になる場合もあります。
※店舗や時期によって在庫状況が異なり、お取り扱いしていない場合があります。

山﨑まいこ

Maiko Yamasaki

まいこ ホリスティック スキン クリニック院長

滋賀医科大学卒業後、大阪市立総合医療センターで臨床研修を経験。

大阪市立大学医学部附属病院形成外科、

大阪市内の皮膚科常勤医師、

大阪市内の美容皮膚科院長を経て、

2017 年まいこ ホリスティック スキン クリニックを開院。

米国 Nutrition Therapy Institute 日本校卒業

日本皮膚科学会／日本形成外科学会／日本美容皮膚科学会／

日本レーザー医学会／

アンチエイジング学会指導士／米国 NTI 認定栄養コンサルタント／

点滴療法研究会所属

まいこ ホリスティック スキン クリニック

Maiko Holistic Skin Clinic

一般皮膚科・美容皮膚科・アンチエイジング・栄養療法

☎ 03-6712-7015　http://mhs-cl.com/

〒 150-0034　東京都渋谷区代官山町 8-6　ID DAIKANYAMA 2F

診療時間／火曜～金曜　10:00 ～ 13:00　14:30 ～ 19:00

土曜　10:00 ～ 15:00

休診日／月曜・日曜・祝日

STAFF

デザイン	髙橋桂子
テキスト	安倍佐和子
イラスト	ミヤギユカリ
商品撮影	長谷川梓
協力	日本養腸セラピー協会
校正	麦秋新社
編集	青柳有紀　川上隆子(ワニブックス)

腸とこころをととのえる
美しい肌が生まれるところ

まいこ ホリスティック スキン クリニック院長
山崎まいこ 著

2019年4月19日 初版発行

発行者　横内正昭
発行所　株式会社ワニブックス
〒150-8482
東京都渋谷区恵比寿4-4-9　えびす大黒ビル
電話　03-5449-2711（代表）
03-5449-2716（編集部）
ワニブックスHP　http://www.wani.co.jp/
WANI BOOKOUT　http://www.wanibookout.com/

印刷所　株式会社光邦
DTP　株式会社オノ・エーワン
製本所　ナショナル製本

ISBN978-4-8470-9785-0